医者手记

手记

肺癌防治路上的温情守护

夏　增

著

U0259535

江西科学技术出版社

江西·南昌

图书在版编目（CIP）数据

医者手记：肺癌防治路上的温情守护 / 夏增著．
南昌：江西科学技术出版社，2025. 1. -- ISBN 978-7-
5390-9244-7

Ⅰ．R734.2

中国国家版本馆 CIP 数据核字第 2024VY1705 号

医者手记：肺癌防治路上的温情守护

YIZHE SHOUJI: FEIAI FANGZHI LUSHANG DE WENQING SHOUHU

夏增　著

出版发行	江西科学技术出版社
社址	南昌市蓼洲街2号附1号
	邮编：330009　电话：（0791）86623491　86639342（传真）
印刷	江西兴远印刷有限公司
经销	全国新华书店
开本	787mm×1092mm　1/16
字数	156千字
印张	15.75
版次	2025年1月第1版
印次	2025年1月第1次印刷
书号	ISBN 978-7-5390-9244-7
定价	68.00元

国际互联网（Internet）地址：http://www.jxkjcbs.com　　选题序号：ZK2024192　　赣版权登字-03-2024-262

江西省肿瘤医院中心实验室资助项目

主　审：毛伟敏　何枝生　　责任编辑：饶春垚　杨　艺

装帧设计：夕　米　　　　　特约编辑：孙　梦　陈俊清

　　肺癌，是我年少时心中最深的痛。正是这个肉眼看不见双手摸不着的东西，让我明白了什么是生离死别。

　　我的外公就是因肺癌离世的，那年我才 15 岁。

　　从我呱呱坠地到牙牙学语，从小心翼翼地学着走路到背着书包上学……美好的童年时光，是外公陪我一起走过。他爱着我，护着我，见证了我一点一滴的成长。而我，也经历了外公——那个世界上最爱我的人，他的脊背是如何从挺拔变得弯曲，他的眼睛是如何从明亮变得黯淡，他的双手是如何从有力变得无力……

　　外公生命的最后，体重只有 80 斤。皮包着骨头的外公，浑身无力，双目无光，用瘦骨嶙峋的手抚摸着我，却说不出一句话来。虽然对这世界充满不舍，对亲人充满眷恋，数日后，他还是永远地闭上了眼睛。我扑在外公身上号啕大哭，但再多的眼泪，也唤不回爱我的外公。他再也不能开口，教我做人的道理；他再也不能睁开眼睛，看看他的亲人；他再也不会慢慢等我长大，吃到我许诺给他买的好吃的……外公最终化成了灰，被装到小小的盒子里。

我坐在小盒子旁边流着眼泪，心里默默地想，以后除了在梦中，再也见不到我的外公了。

那是我第一次真切地体会到什么叫死亡，什么叫不会再见。那种生离死别的滋味，太过刻骨铭心。我对肺癌这个不懂的东西，心里既恨又怕。它就像动画片中的大怪兽，吞噬了疼我爱我的外公。长大之后我明白了一件事，其实我们每个人，从出生开始都在慢慢走向死亡。可是，如果外公能安享遐龄，能看着我上大学、工作、结婚生子，该有多好。可是，这终归只是美好的愿望而已。

失去外公的这种痛，埋在心底，伴随了我许多年。也许正是出于这种原因，大学我选择了医学专业。大学五年，研究生三年，我如饥似渴地学习。我想知道，那个带走外公的"肺癌"是什么，有没有打败它的办法。我更想知道，有多少人像我一样，面临着因为肺癌痛失亲人的悲剧。

慢慢地我意识到，人们只有当自己或者身边的人遭遇健康危机时，才知道医学的重要性，逮到哪个稍微懂点医学知识的人，就像抓住了救命稻草一样。可是，人们平时几乎不会去主动了解癌症，更不知如何预防癌症。生活中，也缺乏了解的渠道。为了让更多的人了解关于肺癌的知识，我开始去社区、广场等人群密集的地方做公益活动。然而，这样面对面的宣传，费时费力不说，能听到的人也极其有限。于是，我萌发了一个强烈的念头——我要写一本书，让人们了解肺癌，预防肺癌，治疗过程中遇到问题也能从这本书中找到答案。读大学期间，我就开始写这本书的初稿。在一个字一个字敲入电脑时，我脑海中装的，是那些无助的肺癌患者。

后来，我在网络上注册微博，解答人们心中关于肺癌的疑问。再后来，我通过视频媒体等来宣传介绍关于肺癌的小知识。公益，是我一生的事业。

医院里那些久经沙场的老前辈"身经百战"，阅尽人间悲欢冷暖，面对患者的各种问题，都能做到从容冷静。毋庸置疑，当我接触过许多癌症患者，经过无数台手术的历练，见多生死后，也将具备这样极为成熟的职业素质。但是现在，对于我——一名初出茅庐的"90后"医生，经过数载专业知识的学习，走进医院，开始每天与肺癌患者打交道，有很多个瞬间都深深触动我的心灵。这些瞬间一直埋在我心里，久久难忘。

这本书，就是我内心的一朵朵浪花，是许多心动时刻的记忆，是记录，也是纪念。对于患者家属无助的感同身受，对于患者不科学治疗导致离世的惋惜，对于晚期患者生命延长了一年又一年的欣喜，对于医患之间的小温暖、癌症现状的思考，还有病情面前对人性的感慨……都汇聚在这本书里，写这本书的初衷，除了让人们了解肺癌知识外，也是为了让更多的人了解这个"被遗忘的群体"，了解他们的真实生活状况和他们内心深处的想法。书里普及了不少肺癌的小知识，也科学地解读了一些广泛流传的"谣言"，让人们学会在日常生活中预防癌症。如果不幸患癌，该如何与癌症和平共处，少走弯路，能够有质量地活下去……

作为一名外科医生，我深知自己的责任和义务不仅仅在于医治患者肉体上的病痛，更应该去关注癌症患者和家属的心理健康。这些，在书中也略有涉及。作为一名年轻的医生，这是我出的第一本书。文笔虽然有点稚嫩，但胜在真诚。希望大家在阅读的时候，能够有所收获。也希望有更多的爱心人士关注这个群体，尽自己所能帮助他们。更希望所有的人能团结在一起，战胜这夺走一条条鲜活生命的"恶魔之爪"。

本书作为我从医多年的肺腑之言，是写给普通读者看的，为方便大家理解，许多该用专业名词的地方使用了旧称、俗称，也较口语化，若有不当之处，请各位同行、专家批评指正。

第一章

关于癌症，一定要了解的事儿

患癌症其实不等于死亡

大概除了产科，医院病房的气氛都可以用"沉重"两个字来形容。

产妇生孩子经历着难以想象的疼痛，但阵痛过后，婴儿呱呱坠地，新生命的降生，为家庭和产科带来了喜悦和笑声，让人感受到希望、爱和美好，也让产妇慢慢忘却生产时的痛苦。外科尽管也令人望而生畏，但说起来大都是骨与肉之间的问题，处置好了，一般不危及性命。

论医院哪个病房的气氛最沉重和压抑，癌症病房排在前列。对于未来的恐惧，以及沉重的生理和心理负担，使癌症病房里阴云密布。病房的长廊里，常有用手捂着脸悄悄哭泣的家属，也有一动不动两眼望着窗外，仿佛要化成一块石头的患者。"癌症"两个字，如幽灵魔鬼的狞笑浮于眼前，纵然阳光明媚，也驱不散人们心中那沉重的阴霾。

癌症，是潜伏在暗处的一个肉眼看不见的"杀手"。2024

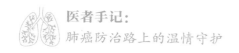
年初，国家癌症中心基于肿瘤登记及随访监测最新数据，发布了2022年中国恶性肿瘤发病和死亡情况。数据显示，2022年中国恶性肿瘤新发病例约482.7万例，新增死亡病例约257.42万例。

作为一名肿瘤科医生，几乎每天，我都会遇到确诊癌症的患者或家属，用不敢置信的语气问："怎么会呢？我（我的××）不可能得癌症！医生，我（他）这就要死了吗？"每个患者，在听到消息的瞬间，都是难以接受的。他们脸色惨白，身子摇摇欲坠，有的甚至直接崩溃，两腿一软倒地，几欲昏厥。

时至今日，人们还是谈癌色变，仍有许多人的认知停留在几十年以前。其中一个很大的认知误区，就是认为癌症是不治之症。他们在癌症与死亡之间画上了绝对的等号。

我们科室的一个患者，因体检发现肺部阴影入院，身体无明显不适，被确诊为肺癌。值得庆幸的是，未发现有明确的远处转移征象，身体各项指标也都还好，有手术的适应证。科室主任和患者家属谈话，说现在进行手术还不算太晚，如果能够进行手术治疗，不管是对于延长患者的生存期还是提升生存质量，都有很大的帮助。在场家属都赞同科室主任的意见，也同意了手术的治疗方案。

可是临到手术时，护士给这个患者换手术衣，她却不配合。她突然和家人争吵起来，坚决不肯做手术。后来了解到的原因是家属在病房外讨论病情被患者听到了，患者觉得患上癌症就无法治疗。即使动手术，也是白挨一刀，还浪费子女的钱。所以她不想动手术了，想直接出院回家。

无论家属怎么劝说，这个患者都执意回家，结果仅半年后就在家中离世。我们唏嘘不已，跟她差不多病情的患者，有的活过了十年二十年。她却因为陈旧的认知，早早地离开了爱她的家人。像这样的例子，在医院里并不少见。

随着科学技术的飞速发展，癌症虽仍然属于顽症，但较之以前，生存时间有了有效的延长，生存质量也有了较大的提升。大众之所以有"癌症是不治之症"的认知，有几大因素：

第一，与各方面宣传有关。早在 2000 年，国际抗癌联盟便成立了世界抗癌日，旨在预防癌症和提高癌症患者生活质量。但在媒体上，大多是宣传患了癌症如何抗癌的报道。癌症知识普及和预防方面，不是没有，而是相对而言要少得多。

第二，许多公众人物因癌症离世，无形中夸大了癌症的威力，让人们认为癌症就是绝症。那些公众人物，他们并不像普通家庭那样，因为治疗费用的问题苦恼。强大的经济支撑，使他们拥有全世界顶级的医疗资源。假以时日，他们甚至可以成

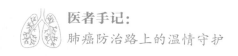
立机构，研究如何攻克癌症。最终，他们还是被癌症夺去生命。这些名人尚且如此，更何况普通老百姓患上癌症，大家更会认为他们面前只有通向死亡这一条路。

第三，除了一些专业人士，患者及家属中很少有人在自己及家人健康时，主动搜索、了解关于癌症的知识和抗癌的成果。这方面我深有体会。我在医院工作之余热心公益，经常主动联系一些单位免费为他们宣传癌症知识。但很多人对此有着强烈的抵触心理，甚至有点避讳这个话题，他们认为自己没患癌症，没必要听，听了也是浪费时间。

其实，谈起癌症这个话题，本来不必如此沉重，也不必讳莫如深。

我们来了解一下什么是癌症。我们的人体组织，是由细胞构成的。肿瘤则是异常细胞增长，可以是良性的，也可以是恶性的。良性的肿瘤，一般对人体无碍，切除即可。我们说的癌症，通常指的是恶性肿瘤，由细胞恶性增生引发。

《癌症密码》一书中写道：所有的癌症细胞，都起源于人体正常细胞……这是癌症特别令人恼火和反常的地方——它最初来自我们自身。癌症不是外敌入侵，而是一场内部叛乱。抗癌战争实为一场与我们自己的战争。

说起来，癌细胞的确是个令人捉摸不透的存在，它竟然学会了"看人下菜"。同样的病情，在不同的人身上，会有不同的结果。有的人，没用几个月，就被小小的癌细胞吞噬了生命；有的人，体内的癌细胞会渐渐停止生长；有的人，癌细胞竟然慢慢地从体内消失；也有的人，与癌细胞同生共存达几十年之久；更有一部分人，都不知道自己体内的细胞发生过癌变，又已经自愈——他们压根儿不知道，自己患过癌症。

一位前辈，数次讲过他的一位患者。他说，那个女患者，活成了病房里的一道光，是灰色调中的一抹耀眼亮色，照亮了周围的人。

女患者感觉身体不适做检查时，已是乳腺癌晚期。按照病情及当时的医疗条件，前辈判断女患者最多能再活半年时间。但女患者并没有被这噩耗击倒，动手术后积极化疗，遵照医生的要求按时复查。她心态极其稳定，活一天，就好好过一天。就这样，一天又一天，一年又一年，她又活了整整十二年。前辈想不到，那小小的躯体，居然能迸发出如此巨大的能量。

女患者给人印象最深的，就是她的笑。她见人就笑，一笑露出一口白牙，让人见了心情愉悦。化疗的苦和痛，她完全不表现出来。她来化疗时，在病房里看书、唱歌、听相声，乐观的精神感染了许多人。前辈曾问她怎么如此想得开。"一个人，可以被毁灭，但不能被打败。"她指着手里海明威的《老人与

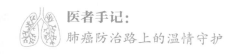
海》中的一句话说完，又补充道，"那些小细胞，它们无法打败我。"

抗癌十二年后，女患者拿着自己的片子，指着上面的一块块黑点，笑着对来看望她的朋友说："你看，这就是癌细胞，已经扩散到全身了。"直到女患者临终的前一天，病房里的病友也没有人相信，她是病情最重的一个。

前辈之所以一直对癌症患者们讲这个故事，是因为想用这个故事鼓励患者，让大家心里的光多一些，再多一些。因为光能驱散心中的黑暗，成为打败癌细胞的力量之源。

如今，许多的癌症，已不再是不治之症。早期乳腺癌已经达到 90% 以上的治愈率，宫颈癌因为有了疫苗，减少了 50% 的发病率，胃癌治愈率也达到 50% 以上……

所以，癌症并不等于死亡。我们很多人，通常把视线的焦点聚集在能不能治愈上面。其实，我们可以试着从另一个角度来看待。因癌症去世的名人很多，抗癌成功的公众人物也有不少。

癌症治不好，患者面临的结局是死亡。可是，即使没有患癌症的人，结局也是这两个字——死亡。人生在世，最多不过百年，三万多天。从古至今，能活过百岁的老人，少之又少。我们每个人，从出生开始，过一天，就离死亡近了一步。这是一个毋庸置疑的事实。

现在，患癌症后，"带癌生存"二十几年、三十几年的患者不在少数。通常来说，五六十岁是患癌的高发期，如果癌细胞没有被消灭，但它停止了生长，或者与我们同生共存，那么，我们的生命在五六十岁的基础上，再加上二三十年，也算得享高龄离世。那么，治愈与否，也就没那么重要了。

所以，癌症并没有传说中那么可怕。患者朋友们，不要觉得自己是个患者，应该被照顾，就停止了一切活动。更不要走向另一个极端，明明患病了还自我安慰"我没病，我可以"，不能做的事情非要去做。如果能把癌症当成一种慢性病，与体内的癌细胞和平共处，那就是另一种意义上的成功。

肺与癌，知多少

肺位于胸腔，左右各一，坐落于膈肌的上方、纵隔的两侧，大致呈圆锥的形态。虽然两肺一左一右，但两边的肺并不是完全对称的，且左右肺的外形也不一样。

肺是呼吸系统中最重要的器官，质柔软，呈海绵状，有光泽，有弹性。肺主要有以下几大功能：

通气和换气功能。通过呼吸运动，将肺内的废气呼出体外，将含有氧气的气体吸入体内。吸入的气体中氧气含量较高，进入血液，被血红蛋白运送到全身各个需要氧气的部位。同时代谢产生的二氧化碳被运输至肺部，随呼吸排出体外。

代谢功能。肺内皮细胞中含有血管紧张素转换酶，可使小动脉收缩血压升高，代谢产生的前列腺素可使支气管平滑肌松弛等。

防御功能。肺组织对吸入肺内的空气可进行过滤，有害物质、灰尘等可被阻挡在肺外。肺内的多种免疫细胞，可清除侵入人体的病毒细菌、真菌等病原体，与呼吸道的纤毛相配合，将病原体排出体外。

每个人肺的颜色都不一样，健康成年人的肺一般为润红色。但如果长期吸烟、居住在污染较严重或粉尘多等刺激性环境的人，肺就会渐渐从润红色变成黑红色，甚至黑色。在平时，我们应注意保护好自己的肺，不吸烟、远离二手烟，多呼吸新鲜空气等。许多白色的食物都有养肺清肺的作用，如雪梨、山药、白萝卜、银耳等，可以适当多吃一点。

肺叶很娇嫩，不耐寒热，易被邪侵，故也称"娇脏"。大家熟知的林徽因，就是饱受肺结核的折磨，最终离世的。《红楼梦》中的林黛玉，很可能也是死于肺结核。随着医学的发展，如今的肺结核已经不足为惧。

除了肺结核，肺部易患的疾病还有：肺结节、肺炎、肺气肿、肺大疱、慢性阻塞性肺疾病、肺囊肿等。在这里科普一下，我们通常所说的"白肺"并不是一种疾病，只是因为肺部被细菌或病毒感染了，就变成白色的，俗称"白肺"。

关于肺部的疾病，有的看似来势汹汹，实则雷声大雨点小；有的看似波澜不惊，实则暗流涌动。

我的一位朋友，因工作连续半个月加班，可能是太过劳累的缘故，她开始大口大口吐血。吐出的每一口血，色泽都鲜红艳丽，看上去令人触目惊心。一连一周都是如此，最多的一天，她吐了二十多口鲜血。朋友心感不妙，因时近新年，想好好过个年，便没敢立刻去做检查。她在忐忑不安、食不知味中度过了新年，年后在我的建议下，去医院做了个CT透视，检查结果显示是肺部毛细血管破裂，算是虚惊一场。她长松一口气说："吐了那么多口鲜血，居然只是毛细血管破裂，我还以为自己得了绝症呢，白白担心了这么长时间！真是谢天谢地，以后不这么草木皆兵了！"

还是上面这位朋友，她儿子发烧感冒，她不知听谁说的，只在家里吃着药片，用热毛巾物理降温。过了两天，她发现儿子病情越来越严重，这才着急忙慌去医院。接诊的医生是熟人，一看孩子的状态，一边开住院单，一边忍不住劈头盖脸把小两口训了一通："有你们这样当爹妈的吗？孩子这样了才送来医院？孩子得了肺炎，要是再晚来半天，有可能命都没了！"

的确，小小的肺炎，在一定情况下，也是会要人命的。

当肺功能出现异常或障碍的症状，比如憋气、咳血、呼吸不畅等，应及时到呼吸科就诊，避免延误病情。我们切莫以为这些都是小毛病，没什么关系。

不仅肺病，很多其他疾病都是如此。看似不严重，却万不可小视。如果身体感到不舒服，应及时就医，不要错过最佳医治时间。

不少患者关心一个问题：肺病会不会发展成肺癌？肺病虽然与肺癌没有必然的关系，但这些人有可能比一般人得肺癌的概率要更大一点。因为这些疾病，也是部分肺癌发病的原因。

肺部疾病中最令人惧怕的，就是肺癌。肺癌以解剖学（肿瘤发生）部位划分分为以下几类：

中央型。肿瘤发生在段支气管以上的支气管，即发生在叶支气管及段支气管，以鳞状上皮细胞癌和小细胞未分化癌多见。

周围型。肿瘤发生在段支气管以下，以腺癌较为多见。

弥漫型。肿瘤发生在细支气管或肺泡，弥漫分布于两肺。

如果按组织学分类，肺癌分为四种：肺腺癌、肺鳞癌、大细胞肺癌、小细胞肺癌。

其中肺腺癌、肺鳞癌和大细胞肺癌合称为非小细胞肺癌，大约占到肺癌的80%。

肺腺癌。肺腺癌大多起源于支气管黏膜上皮，为周围型肺癌。癌症早期一般没有明显临床症状，常在体检时被发现。腺癌的生长缓慢，早期即可发生血行转移，淋巴转移的发生会晚一些。

肺鳞癌。肺鳞癌又称肺鳞状上皮细胞癌，包括梭形细胞癌，占原发性肺癌的35%～40%。肺鳞癌多见于老年男性，

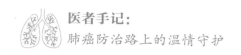
与吸烟有密切关系。肺鳞癌以中央型肺癌多见，并有胸管腔内生长的倾向，早期常引发支气管狭窄，或阻塞性肺炎。肺鳞癌生长缓慢，转移晚，手术切除机会较多，五年生存率较高，对放疗、化疗不是特别敏感。

大细胞肺癌。大细胞肺癌在非小细胞肺癌中占比 10%～15%，多数为周围型肺癌，预后很差，多发于中老年男性吸烟者。本型属于未分化的恶性上皮性肿瘤，常常因出现脑转移症状而就诊。大细胞癌有五个亚型：大细胞癌神经内分泌癌、基底细胞样癌、淋巴上皮瘤样癌、透明细胞大细胞癌、大细胞癌伴横纹肌样表型。

小细胞肺癌。小细胞肺癌约占肺癌总数的 15%，它的发生与吸烟密切相关，仅有 1% 的小细胞肺癌与吸烟无关。相比以上三种肺癌，小细胞肺癌比较独特。小细胞肺癌恶性程度高，生长速度快，很早就出现转移，而且是广泛转移。小细胞肺癌不能手术，目前也没有针对小细胞肺癌的靶向药，最有效的治疗方法是化疗和放疗。经过治疗，肺上的肿块甚至能够完全消失，但是极易发生继发性耐药，很容易复发。小细胞肺癌很早就会出现广泛转移，治疗方法非常有限，因此是四种肺癌中预后效果最差的。

我接诊过一个 34 岁的男性患者，确诊为小细胞肺癌。家人接受不了这个现实，因为他实在太年轻了，他们又去上海住院检查，得到的是同样的结果。患者选择回到我院做化疗。第一期化疗时患者精神还不错，然而做完第二期化疗后，他就再也没有来过。后来他父母说，人已经走了。

小细胞肺癌的恶性程度很高，如果不做治疗，一般来说只能活几个月。做了治疗，有些病人也活不了很长时间。所以，戒烟是最好的预防办法。

虽然患上小细胞肺癌生存时间偏短，但患上其他恶性程度不高的肺癌经过科学治疗能取得很好的效果。工作中，有些患者不相信科学，反而去迷信所谓的"偏方"，以致延误病情。

有一个老年患者，一年前发现患了肺癌，两个月前进行了手术，但术后效果不太理想。偶然间，他听老乡说起一个偏方，说是吃蟾蜍能治癌，能够以毒攻毒。康复心切的他，立马托老乡购买了一只活蟾蜍。他亲手熬制了一锅蟾蜍汤，熬制好后盛了一碗。由于味道实在太难吃，他只勉强喝下小半碗。二十分钟后，这个老年患者出现恶心、呕吐症状，他本想在家休息下缓一缓，但老伴和女儿不敢耽误，赶紧拨打120送往医院急救。医生根据症状结合病史确诊为蟾蜍中毒，经过洗胃、导泻、补液等一系列抢救，一个多小时后他方转危为安。

还有不少患者问过我这样啼笑皆非的问题："夏医生，我

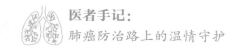
听说喝马尿能治疗肺癌，这是真的吗？"

"夏医生，我隔壁村有个晚期肺癌患者因为吃了几只野蝙蝠，现在都活好多年了，你看我要不要也去抓几只来试试？"

"夏医生，我在网上看到一个民间老中医分享了一个独门处方，说是吃老鼠的头可以治愈癌症，我想买点老鼠给我父亲吃，你觉得怎么样？"

…………

这些都是肺癌患者和家属亲口"咨询"过我的问题，有点让人哭笑不得。有句话叫"同病不同命"，有的患者得了肺癌却并非死于肺癌，而是死于那名不见经传的偏方，实在令人惋惜。

在肺癌的治疗上，我们还是要相信科学的治疗方法，正确对待疾病。

哪几类人容易被肺癌"缠上"

2024年，国家癌症中心发布2022年中国恶性肿瘤疾病负担情况，数据显示：肺癌新发病例数为106.06万例，在中国癌症中占据首位，成为最常见的癌症类型。每一年，我国因为肺癌死亡的人数达到73.33万人，占全部恶性肿瘤死亡人数的28.5%。

肺癌，指起源于肺部支气管黏膜或腺体的恶性肿瘤。早期的肺癌基本上没有明显的症状，待肿瘤长到一定程度，即已经进入中期、晚期，压迫了肺、气管等器官，患者才会出现咳嗽、咳痰、胸闷、气短，甚至呼吸困难等临床反应。绝大多数肺癌查出来就是晚期，给治疗和康复带来了一定难度。在生活中提前了解肺癌、有效预防肺癌才是王道。

最容易被肺癌"缠上"的人中，首当其冲的，就是烟民（指吸烟的人）。肺癌的高危因素，大家最先想到的就是吸烟。据统计，我国烟民数量超过3亿人。每年因为吸烟去世的，达到100万人。在男性肺癌患者之中，吸烟的人居多。

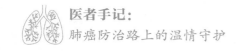
　　我曾接诊过一位老大爷，他不停咳嗽，痰里面带有血丝。我问："您平时吸烟吗？"老大爷一张口，露出一口发黄的牙齿："就是好这一口，一天不吃饭行，不吸烟不行，感觉特别难受。"我又问："吸了多久，每天吸得厉害吗？"大爷的手紧张地放在桌子上，指缝中有明显的焦黄色，一看就是烟龄不短的老烟民。他答："从 16 岁就开始吸烟了，到现在已经有 50 多年了，每天至少 2 包。"

　　不用说，这又是一个香烟的受害者。老大爷做检查后，确诊为肺癌晚期。

　　如果说香烟是男性肺癌的"罪魁祸首"，令许多人不理解的是，最近几年，却有越来越多的女性罹患肺癌。国家癌症中心 2024 年发布的统计数据显示，肺癌超过乳腺癌，成为女性第一大常见癌种。而她们当中，绝大多数不吸烟。这又是为什么呢？

　　因为在肺癌的高危因素中，除了吸烟，还有以下因素会导致女性患上肺癌。

　　首先，还是和香烟有关。一位老大娘，自己不吸烟，老伴吸烟却比较厉害，每天好几包，还喜欢在室内吸。大娘刚嫁给老伴时，被这支"老烟枪"熏呛得受不了，屡劝无效，只好听之任之。她的老伴前几年因肺癌去世，大娘又被确诊为肺癌早期。他们的儿子直接崩溃了，问道："医生，不是说吸烟才会得肺癌吗？我妈又不吸烟，为什么也会得肺癌？"

老大娘虽然不吸烟，却备受二手烟的毒害。很多人并不明白，二手烟的毒害性有多强。相关研究表明，一个家庭当中如果有人吸烟，其他成员患肺癌的概率是普通人群的 2 倍以上。

其次，厨房油烟污染，也是不可忽视的原因。大多数家庭，厨房依旧是女人的"领地"。使用包括燃煤在内的炊火源做饭，其中释放的有害气体，以及烹饪菜肴时产生的厨房油烟，与女性患上肺癌密切相关。

再者是心理污染的因素。现代女性的压力日益增大，她们与男人一样在外面工作，回到家里，又面临着诸多琐事，恨不得像八爪鱼一样，生出许多只手，来应对生活的琐碎。许多女性遇到不顺心的事情时，找不到宣泄的出口，爱长时间生闷气，这属于一种心理污染。性格内向、不愿意同朋友交流的女性，一旦家庭、情感、工作等出现问题时，心理污染指数会更高。

最后，还有氡（一类致癌物）、苯和甲醛污染在内的室内空气污染。长期暴露于雾霾天气中，也会使女性患肺癌的概率增加。

除了这些原因，还有一些职业的从业者，更容易得肺癌。很多疾病都与自己从事的职业有一定的关系，也就是说，你目前所从事的工作使你可能得某种疾病的概率升高。与肺癌密切相关的职业有：

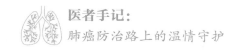

农民工。我在医院接触的肺癌患者，大部分是农民工，而且大部分来医院时已经出现了症状，也就是说基本到了中晚期。这个特殊的群体，为什么会成为肺癌的最大受害者？

因为他们工作时接触的空气，大都具有粉尘。不管是水泥工、木工，还是小工或搬运工，都生活在粉尘的世界里，而且没有任何保护性措施。还有，他们生活比较单调，大部分人除了工作和睡觉，做得最多的一件事就是吸烟。干活累了就吸根烟休息下，下班后出去吃饭放松时，更是烟不离手。这两个主要因素，使农民工群体成为肺癌的最大受害者。

有一个农民工大哥，感觉全身骨头酸痛，尤其是腰背部的骨头，实在疼得无法忍受，才来医院检查。据他说，他每天吸一包烟，比起工友还算少的。吸得多的工友，每天三四包。这个大哥当时被确诊为晚期肺癌全身转移，在经过长达三个月的治疗之后，离开人世。

矿工。矿工与农民工的致病因素差不多，都是因为粉尘。我见过几十例确诊肺癌的矿工，他们的肺并不是健康的润红色，而是如煤炭般的黑色。肺的外面蒙了一层黑色物质，肺全被这层物质死死包住，看上去就令人窒息。

纺织工人。多数情况下，纺织工厂的空气中弥漫着有毒的颗粒。这些颗粒会统一附着在肺纤毛上，导致呼吸障碍，时间一久，就很容易出现肺部疾病，从而增加肺癌的发病率。

交警。交警每天在公路上指挥交通，会吸入大量的汽车尾气。而汽车尾气都是有毒的，经常吸入这些有害气体会让肺部受损，从而容易发生恶变，导致肺癌。

厨师。后厨油烟比较多，通风效果较差，油烟机并不能把全部油烟吸走。长期待在厨房会不可避免地吸入大量油烟，从而增加肺癌的发病率。

教师。常年与粉笔灰形成的粉尘"打交道"，使得教师成为易患肺癌的高危职业。据新闻报道，北京市肺癌发病率以每年10%的速度递增，2012年时已经由2011年8000人增长至9000人，而这些递增的人群里，烟雾缭绕下办公的会计和长年"吃"粉笔灰的教师不容忽视。

值得我们警醒的是，一向被誉为"老年病"的肺癌，有年轻化的趋势。近20年来，越来越多的年轻人患上肺癌。目前国内最小的肺癌患者来自大连，只有2岁。10多岁的肺癌患者也并不罕见。在我国，肺癌患者的平均年龄为55岁，远远低于西方的70岁。

我曾经接诊过一位同行，这位骨科医生才29岁。因为刺激性干咳一年，胸闷胸痛加重一周，来我院检查治疗，CT检查报告单显示"脑部、骨头全身转移"。遗憾的是，这位年轻

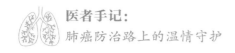
同行在抗癌半年后去世。

30 岁左右的年轻人，处在身体机能的最高峰，本应躯体充满活力，在事业上大展身手的时候，但因为疾病，他们不得不直面死亡。他们的生活被迫按下了暂停键，加入抗癌的队伍之中。

总结年轻人患肺癌的主要原因，除了遗传与吸二手烟外，还有压力和不良生活习惯。

许多公司接到项目或订单后为了赶进度，不得不加班熬夜。员工夜以继日，陀螺一样不停地转。有的人工作后感觉学识不够用，选择在职考证或深造。工作生活之余，时间根本不够用，只能挤压睡眠时间。来自工作及生活的压力，让年轻人睡不好，休息不好。不少年轻人不愿在家做饭，吃饭多以外卖或垃圾食品为主，或者大吃大喝暴饮暴食。为了缓解压力，晚上通宵达旦玩游戏，或者去酒吧饮酒放纵，等等。

建议年轻人尽量保持良好的生活习惯及规律的作息，尤其是保证睡眠时间和质量。充足且有质量的睡眠，会让身体在睡梦中得到修复。如果睡不够或睡不好，白天会没有精神。久而久之，导致身体越来越差，免疫力不断下降，给癌细胞可乘之机。

面对这些易与癌症亲密接触的人群特征，我们不妨"对号入座"，看看自己中了哪条。根据自己的情况，在生活中做出改变，及时预防，以有效阻止癌症的发生。

如何预防癌症

许多朋友通过微博、今日头条等途径加我微信，咨询肺癌的有关知识。可喜的一面是，很多患者、家属会通过各种各样的途径，更为全面、系统地去了解肺癌知识，而不只是局限于主治医生单方面的意见。有点遗憾的一面是，这些几乎全是确诊肺癌的患者或家属，咨询的问题也都集中在治疗上。这从一定程度上说明，大多数人是在自己或家人确诊后，才去被动了解肺癌。

不光患者和家属如此，过去在宣传上，也偏重于癌症治疗方面。许多医学大家写的文章，也是治疗性的普及文章偏多。大都是又发现了新的化疗药物，又有新的手术方式能更好地切除癌变肺叶等。

近几年，人们显然也意识到了预防的重要性，开始关注从源头上防癌。2024年4月15日至21日，是第30个全国肿瘤防治宣传周，宣传周主题是"综合施策，科学防癌"，倡

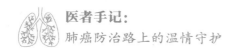

导每个人做自己健康的第一责任人，普及抗癌健康知识，提升全社会癌症防控意识。坚持以预防为主，关口前移，聚焦健康全过程，倡导健康生活方式，有效遏制癌症危害，主动参加防癌体检。

国家癌症中心在微博发起了"防癌抗癌，早筛早诊""体重管理，从我做起""核心知识，你我知晓"等话题，发布了健康科普视频、文章等。很多医生也拍科普视频或直播，通过各种渠道，宣传预防癌症的知识。

尽早了解肺癌预防及早期筛查方面的知识极为重要，毕竟对于疾病，尤其是癌症来说，治疗是下策，早期筛查是中策，预防永远是上策。

有个词叫"未雨绸缪"。事先了解癌症相关知识，把潜在的危险因素消灭在萌芽之中，才不会让身体健康为我们的无知买单。

很多人觉得，癌症离自己很遥远，我和家人又没病，哪有时间去了解这个？其实癌症离我们并不远，就在每一个人的身边，甚至极有可能毫无预兆地落在自己头上。确诊后的患者往往会追悔莫及，说得最多的一句话就是："早知道就不……"早知道就不吸烟，早知道就不那么挥霍自己的身体，早知道不喝那么多酒……

与其在患病时悔不当初，不如找到可控的因素，在自己力所能及的范围内，提前做好预防。

我们知道，癌症细胞都是从正常细胞发展而来的。它不是一朝一夕形成的，有的甚至经过了长达几十年的演变。这么长的岁月中，是我们自己为细胞的癌变添砖加瓦，打开了它裂变的通道。日常生活中，我们最应该了解癌症喜欢和怕的分别是什么，然后对症下药地预防。它喜欢的我们尽量远离，它害怕的我们多去做。

世界卫生组织相关资料显示，只有5% ～ 10%的癌症是由遗传性基因缺陷引起的，约33%的癌症可以预防。因此，癌症预防知识普及，还有很大的提升空间。

那么，我们在日常生活中该如何去做，才能更好地预防癌症呢？

戒烟。对肺癌来说，最大的可预防危险因素就是吸烟。临床数据表明，70% ～ 80%的肺癌是由吸烟引起的。如果是烟民，不管烟龄多长，下定决心马上戒烟，一切都还来得及。还有，一定要避免被动吸二手烟，尤其是在空气不流通的密闭空间里，因为二手烟比一手烟的危害更大。二手烟比一手烟危害更大的原因主要如下：第一，香烟所产生的烟雾及有害物质只有10%以下被吸入吸烟者的肺中，剩余的烟雾会排放到空气

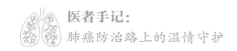

中。第二，二手烟的烟雾持续时间比一手烟要长，一手烟的烟雾持续 5 ~ 10 分钟，二手烟排在空气中的烟雾持续的时间长达 30 分钟甚至 1 小时。第三，二手烟由于隐蔽性，被人体吸入更多，对人体的危害更大。

值得注意的一点是，现在很多人吸电子烟，觉得电子烟危害更小。实际上，目前没有任何证据表明电子烟危害比香烟小，它同样具有一定的危害性。

少饮酒或戒酒。饮酒会促使食管细胞内的癌症突变细胞数量增加，对于食管癌发展有着重要影响。如果非饮酒不可，尽量避免空腹饮酒。空腹饮酒存在以下危害：第一，刺激胃黏膜。酒精会对胃部造成巨大刺激，可以直接作用于胃黏膜，容易导致胃黏膜充血、水肿，严重时可能会出现胃出血、胃溃疡。第二，出现全身不适症状。空腹饮酒容易引发全身症状，例如恶心、呕吐、腹泻、腹胀，有时还伴有头晕、乏力的现象。第三，引发肝、肾、脑方面的疾病。空腹饮酒时会导致血液中的酒精浓度快速增高，长期空腹饮酒容易对肝脏、肾脏、脑部造成影响，对于本身就有肝、肾、脑方面基础病的群体，容易导致酒精肝、高血压、脑血栓、肾炎等疾病的出现。建议在饮酒前进食少量食物，饮酒后可适当多喝热水，加快代谢。不饮用烈性的酒，不过量饮酒。

合理健康地饮食。尽量采购新鲜食材，饮食总体以清淡为主，饭量要适度，最好到了七八分饱就停，过饱会对身体造成以下危害：第一，影响大脑功能。长时间饱食会影响大脑功能，导致记忆力下降、反应迟钝等。大脑中有一个叫作"海马体"的区域（大脑中控制学习、记忆等功能的部分），它能在学习新知识时不断生成新的神经元连接网络，而饱食后，其数量明显减少，因此记忆功能等容易受到影响。此外，当胃内充满食物，为更好地消化和吸收营养物质，大量血液会优先供应胃肠道，大脑血液供应相对减少。如此，人不仅易困倦、反应迟钝，对于本身有动脉硬化等风险的人群还可能增加脑卒中风险。第二，易患胆囊炎、结石等疾病。吃得太饱，会使体内的血液集中在肠胃上，使肝脏得不到足够的血液和氧气供应，引起肝脏功能受损。尤其是经常吃撑后，肠胃处于持续扩张状态，食物在胃部存留的时间长，容易产生大量细菌和毒素。这些有害物质长期积存而无法排出，就容易诱发一系列疾病，例如胆囊炎、胆结石等。第三，增加胃病发病率。美国科学家曾对近 3 万名志愿者进行研究，发现每天进食过饱的人，其患胃癌的风险比普通人要高出 4 倍。长期饱食，胃肠道长期超负荷工作，不仅会使胃黏膜一直处于"紧张工作"的状态，还会破坏胃黏膜屏障，诱发胃溃疡、胃炎、胃酸反流等疾病。第四，损害心脏健康。经常吃得太饱，容易导致体内的血脂、血糖和血压升高，诱发高血压、冠心病、脑卒中和血管壁粥样硬化等疾病。英国《每日邮报》曾报道，大量进食会导致心脏负荷加重，引发心肌肥大；美国心脏协会也曾指出，长期饱食的人患心脏病的风险是正常体重的人的 4 倍。第五，降低免疫力。长期饱食会降低机体的免疫力，使人容易出现疲劳、无力、精神萎靡、头晕、失眠等。而且长期饱食还会导致机体内的维生素 B_1 含量降低，从而引起免疫细胞功能的下降，增加人体感染病菌的概率。

建议大家平时多吃一些防癌食物，如西红柿、红薯、牛奶等。适量摄入维生素 A、维生素 C、维生素 E 和膳食纤维。不挑食、不偏食。少吃过咸、过油腻、过甜、过热、过辣、过烫的食品。少吃油炸、熏烤食物。少吃过夜的饭菜。不吃烧焦的食物，尤其是烧焦的鱼和肉。不吃发霉变质的食物。

在这里我要说说一位女患者的故事。她年轻时过得艰苦，现在条件改善了，极其珍惜来之不易的生活，什么都不舍得扔。炒好的菜一顿吃不完，舍不得倒掉，放冰箱里下一顿继续吃；农忙时节，为了节省时间，一次做好几顿的饭；变味的猪肉，在水龙头下用水冲一冲，多加酱油、盐和糖，盖过变质的味道，又能继续吃；过期的牛奶不舍得扔，用来蒸馒头……因为她的这些习惯，她和家人因食物中毒几进医院。到了晚年，她个人更是被确诊为肺癌晚期。

我们都知道浪费是可耻的，也不提倡浪费。可是在生活中，我们同样要学会算一笔账。吃剩饭剩菜导致闹肚子治疗的费用，能买多少饭菜？更不用说还耽误了宝贵的时间，损伤了健康的身体。孰轻孰重，不用言说。如果怕浪费，可以少做。甚至宁可不够，也别剩下。

作息规律。要养成良好的生活习惯，不熬夜。长期熬夜会影响细胞的分裂，降低人体免疫力，增加细胞突变和患癌的风险。如果因为工作原因必须熬夜，最好先补一觉。且在第二天保持早起，在中午时好好睡个午觉。

坚持锻炼。运动可以促进肠道蠕动，从而促进人体排便，减少致癌物在肠道的堆积，提高人体的心肺功能及免疫力，减少癌症危险因素（如性激素、胰岛素和炎症标志物）的产生，降低乳腺癌、结肠癌和前列腺癌等的发病风险。运动是可以降低患癌风险的，而且是一种不需要成本又极有效的防癌方式。找到适合自己的运动，比如打球、跑步、跳绳、广场舞……只要动起来，坚持下去，就会发现，自己的状态越来越好。

控制体重。相关资料显示，肥胖人群相对于非肥胖人群，患癌症和心血管疾病的概率更高。减肥不仅有助于形象的提

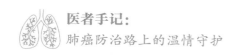

升，还能显著降低多种癌症的发生。

有不少人靠着饿肚子来减肥，体重虽然减下来了，胃却出了问题。有些女性还可能因此出现月经不调、内分泌失调的状况。这样顾此失彼，是不可取的，减肥要注意方式。

过胖对健康不利，但过于追求"纸片人""A4腰"，也同样不可取。如果不考虑年龄因素，这里有一个体重算法供大家参考：身高（厘米）减去105厘米等于标准体重（千克），超过标准体重10%为偏重，超过20%为肥胖；低于标准体重10%为偏瘦，低于20%以上者为消瘦。

防晒。紫外线辐射是一种已证实的致癌物，易导致基底细胞癌和鳞状细胞癌。这些类型的癌症通常出现在暴露在阳光下的皮肤区域。因此，要避免在日光下暴晒，以减少紫外线对身体的辐射。我们不仅要在夏天注意防晒，一年四季，即使是冬天也应该注意防晒。平时可适当多吃柠檬和番茄，因为柠檬中的有效成分能使黑色素的合成受阻，从而增强皮肤的抗晒能力。而番茄中所含的番茄红素，具有很强的抗氧化性，能有效清除自由基，减少皮肤损害。

友情提示一下，有一种往脸上喷的防晒喷雾，在对着面部喷时，往往会被吸进肺里，造成肺部不适。我们可以改变使用方法，先喷在手上，再用手涂在脸上。需要学会从生活中一点一滴做起，守护肺部健康。

保持良好的心态。越来越多的临床病例显示，性格与癌症的关系非常密切。"不好"的情绪会大大增加患癌的风险，其中包括暴躁、抑郁、悲观等。规律生活、情绪稳定，在工作生活中保持愉快乐观的良好心态，是可以降低患癌风险的。

其他。远离毒品，尽量避免使用血液等生物制品。远离装修污染。性生活要适度，避免劳累过度。保持居室空气流通，开窗通风，勤洗澡，保持身体清洁。如果生活在空气污染较为严重的城市，雾霾天外出时要戴口罩，室内也最好使用空气净化器等。

95% 的疾病，都和情绪有关

之所以专门拿出一章来写情绪，是因为情绪实在太重要了。情绪和疾病的关系到底有多密切呢？有研究表明，95% 以上的疾病，都和情绪有关。

媒体上曾报道过这样一件事：一女子与老公结婚后非常恩爱。一天，由于女子想吃小龙虾，丈夫专程开车去买。结果在去的路上，丈夫不幸遭遇车祸身亡。女子心中充满了懊悔，一直郁郁寡欢，沉浸在悲伤中不能自拔。仅仅过了一年多，这名女子感觉身体不适，去医院一检查，已是癌症晚期。没几个月，她也追随丈夫而去。

我们都能觉察到，当被负面情绪控制时，身体是会有感觉的：脸色无光，精神萎靡，失去了对身边美好事物的感知，鲜花看在眼里不觉得美，对别人的关爱表现出漠视；有时会出现味觉、嗅觉减退，吃饭不香睡觉不好；体重会骤增或骤减，甚至还伴随着肚子疼、胃疼、头晕等症状。

暴躁会存在子宫里，压力会存在肩颈里，郁闷会存在乳房、肩胛骨缝里，委屈、纠结会存在胃里……中医也有怒伤肝、喜伤心、思伤脾、忧伤肺、恐伤肾的说法，情绪的重要性可见一斑。喜怒忧思悲恐惊，这里面的每样情绪，在身体里都会分泌一些对身体不好的物质，会导致很多种疾病，尤其是心血管病。在新闻媒体的报道中，我们也经常会看到因辅导孩子作业，家长气到心脏病发作、肝疼住院等。

情绪对我们身体的影响这么大，却被很多人忽视了。

人体免疫系统很强大，每时每刻都在保护着我们。当有外敌入侵时，它会拼命抵御"外敌"。当"外敌"力量大于体内防御力量时，免疫系统就会节节败退，导致各种疾病找上门。

负面情绪在身体里造成的影响，一次两次三次四次，一年两年三年四年，可能没有特别明显的变化。但是积累到一定程度后，量变就造成质变，会得疾病甚至癌症。

一位不到四十岁的女性患者，得了乳腺癌之后，最后悔的就是以前动不动就爱生气。老公工作忙，家务几乎不做，孩子几乎不管，回家就瘫在沙发上看手机。她心里有气，天天抱怨。自己那么辛苦把孩子带大，结果孩子也半点不听话。每次辅导作业，家里就鸡飞狗跳。她气得肝疼，孩子对她也是一肚子意见。她委屈不已，自己掏心掏肺地为了这个家，到头来，

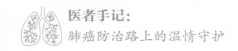
得到的只有疾病。

幸好，这位患者的病情没有什么大碍，动个手术就好。住院期间，她听到病房里病友说过的一句话，十分有感触。事分三种：老天爷的事，别人的事，自己的事。前两种我们是改变不了的，能改变的，只有自己的事。别的人，包括父母、老公和孩子的事，自己只能给点建议，点到即止，听就听，不听就算了。任何一个人，都是独立的个体，把自己的意愿强加给对方，不仅会造成家庭关系紧张，还会起到负面作用。更重要的是，会影响自己的情绪和健康。

然而，人有七情六欲，不可能没有情绪。我们并不是说有情绪不好，相反，它有着重要意义。弗洛伊德认为焦虑是自我在感受到威胁时提出的一种警示。不仅焦虑，很多情绪的产生，身体都会做出极快的反应。比如当危险来临时，往往心里就会紧张。这相当于在提醒我们："请注意，前方有敌人。"

这些负面情绪，我们感知到了。那么到此为止，不能让它们在体内无休止地蔓延。否则，时间长了，可能会是一件"性命攸关"的事情。学会管理我们的情绪，因此就变得至关重要。那么，我们应怎样管理自己的情绪呢？

要有感知觉察情绪的能力。当发觉情绪波动较大时，问一下自己这是什么原因造成的，识别情绪的触发因素，了解情绪的来源。记录和分析自己的情绪反应，可以更好地理解情绪，并找到适合的应对策略。

负面情绪产生的原因很多：有的因为房价低时没有买房，不久后房价一直上涨，本来应该够付首付的积蓄，现在不够了，整天为此懊恼；有的因为在职场上错过了晋升机遇，没有把握住机会，每日生活在自责之中；有的因为看孩子时大意，致孩子磕着碰着，留下伤疤，心中一直内疚；有的因为失恋，久久走不出来……

既然知道这些"坏情绪"对身体无益，那就要学着化解，不要长期让自己处于"坏情绪"的状态。

对于产生的负面情绪，最好的办法是：不反刍，不回应。过去的无法改变的事情，无论是懊悔、悲痛、气愤都于事无补，我们要具有快速翻篇的能力。

有的人天生是管理情绪的高手，"泰山崩于眼前，而岿然不动"。再大的事，意识到改变不了，便能马上接受这个结果。曾看到过一个故事：一个人买了不少股票，结果股票暴跌。有人告诉他这个消息，他点点头表示知道了，继续做手头的事情，甚至连手中的笔都没有放下。有人不解地问他，遇到这么大的事情，为什么会这么淡然？他答：无论做什么也改变不了这个结果，能做的，就是接受且不再让这件事情影响自己。

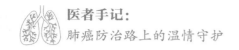
我们一般人很难做到这点，短时间内不可避免地会受到影响。那么，我们就要学会化解的方法：

自我化解。感受到负面情绪时，可以抱一抱自己，告诉自己："我知道你受委屈了，人生只是来体验的，许多事我们左右不了。但我们能改变自己，不要再多想，多想不仅于事无补，反而对身体有害。"这样，可以慢慢平静下来。

倾诉和表达。我们所说的化解负面情绪，保持情绪稳定，并不是强忍不发作，压抑自己。相反，如果憋在心里，更不利于身心健康。对于已经发生的不能改变的事情，可以找知己好友倾诉心中想法，把情绪发泄出来。日常生活中，也要学会表达自己的情绪。

转移注意力。如果沉浸在负面情绪里无法自拔，控制不住自己，可以做些事情来转移注意力。比如看看书，追追剧，做一项运动，打扫一下房间，擦擦鞋洗洗衣服，学一门感兴趣的技术，进行艺术创作，等等。让自己忙起来，是走出负面情绪的有效方法。

压力转化。有一句话叫"凡事发生，皆有利于我"。凡事都有两面性，当一件不好的事发生时，我们不妨问问自己，能从中学到些什么。有压力时，我们把它转化为动力；亲人或朋友离世，让我们学会爱和珍惜；失去了订单，想想原因是什

么，能汲取什么教训，然后在失败中成长……通过反思，尽量让情绪转化到积极的方面。

接纳。一是接纳自己的情绪，如果想哭，那就放声哭上几场。如果想发泄情绪也可以尽情发泄，但要注意方法，千万不能伤害他人，也不要伤害自己，运动其实是不错的发泄方式。二是接受现状，既然不能改变，那就坦然接受。无论失去的多重要，我们都得认。认了，才能卸下重担往前走。三是接纳不完美的自己，也接纳不完美的他人。

改变认知，学习提升。许多负面情绪来源于我们的认知，同样一件事情，不同的人因为观点不同，会产生不同的情绪反应。我们可以通过改变认知，来改变情绪。从另外一个角度来看问题，可以对事情进行重新评价。我们还可以通过各种方式的学习，不断提升自己。当思想格局和个人成长到了一定的高度时，一些导致负面情绪的因素，就会自然消失。

学会降低期待，知足常乐。许多负面情绪，是由不满意生活现状造成的。自己与别人相比，产生了心理落差。比如别人家住的是大房子，开的是好车，别人的孩子考上了名校，等等。我们大多数都是普通人，要学会降低期待，知足常乐。冯巩说过这么一句话：监狱中没有咱家犯人，医院中没咱家患者，这就是幸福。在医院里转两圈就会发现，有健康，有平

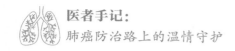

安，已是难得的幸运。

　　求助。如果情绪问题比较严重，可以寻求专业心理咨询师的帮助。

　　我们的心独一无二，十分宝贵，要像打扫房子一样，把里面的怨恨、焦虑、痛苦等垃圾清理掉，放上爱、积极、乐观、平静等美好的东西。管理好自己的情绪，保持心里的平静，会对健康大有裨益。

谈之色变的肺结节

医院里，因为"发现肺占位性病变××天""发现肺部结节××天""发现肺部阴影××天"入院的患者越来越多。查出肺结节后，大多数患者，都将其与肺癌联系到一起。在门诊时，这些患者老问我："医生，昨天拍胸部CT发现我右边肺上长了个结节，这是不是肺癌呀？""医生，我一直觉得自己是肺癌体质，这次被查出肺结节了，肯定就是肺癌了吧？""医生，自从前段日子被查出左肺长了个5毫米的结节后，我总感觉不是这里痛就是那里不舒服，我还年轻呢，我可不想这么快就死了。""医生，我上次把我的片子给了老家医院的一个'肺癌专家'看了一下，他看完之后说有一定概率是肺癌，他可是这方面的专家呀，你说我这次是不是真的没救了？"……

很多患者一旦发现有肺部结节，就病急乱投医，或者陷入了前所未有的恐慌之中。有一个32岁的小伙子，在检查出肺部有小结节后，甚至直接立下遗嘱。这种操作让人哭笑不得，

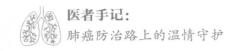

实在是有点小题大做。

其实，患者的心情我们理解，因为我自己肺部也长了个结节。尽管无比清楚结节并不可怕，可在查出的那天，我还是辗转反侧睡不着，害怕那极低的概率降临到自己身上。作为一名专业医生，心情都会如此波动，何况是对医学知识并不怎么了解的患者呢？

其实，所谓的肺结节，是指肺实质内直径小于或等于3厘米的类圆形或不规则形的病灶。如果大于3厘米，就不是肺结节，而是肿块。

当我们体检发现肺部有结节时，要找胸外科或肿瘤科的专科医生咨询。专科医生不是指有医学背景的朋友，因为现代医学是一个大类，分科非常细。非专科与专科医生之间对于肿瘤的认识差距，有着天壤之别。专业的医生会给予检查和后续治疗等意见和建议。

目前，低剂量螺旋CT是发现肺结节的最佳手段。要诊断肺结节需要结合其他相关情况，如最近是否有咳嗽咳痰、气急气促、胸闷胸痛等表现，或者肿瘤标志物是否升高，以及结核菌素试验是否阳性等。

据不完全统计，我国目前有1亿左右的肺结节患者。其中，肺小结节患者占了8000万。肺小结节中恶性结节的比例为 2% ～ 3.6%，绝大部分都是良性的，比如肺真菌感染、肺部的小肉芽肿、肺结核、肺良性肿瘤等。甚至还有这种可能：这个肺结节从小就存在身体里，只不过以前没有拍胸部 CT，没有被发现而已。

许多患者的视线，往往集中在那不到 5% 的恶性结节的人身上，他们大都把结节当成了肺癌。肺癌的发病率和死亡率相对其他癌症来说要高，也在一定程度上增加了患者对于肺部结节的恐惧。

一位 37 岁的男性患者，三年前体检做胸部 CT 检查时发现，肺部有个 5 毫米的小结节，没有任何其他症状。几年来，他每隔半年就去当地医院复查胸部 CT，肺结节也没有明显变化。后来，这个患者不知从哪看到，说这个结节有可能是肺癌，因此吃也吃不好，睡也睡不踏实，一直活在胆战心惊之中。要是再这样下去，不得肺癌也会得抑郁症。所以，他到医院坚决要求医生把这个结节切掉。结果，手术病理结果是良性病变，他白白挨了一刀。

所以，患者一定要调整好自己的心态。

那么，如何大致判断肺结节是良性还是恶性呢？小而实的、多发实性的、随访多次的小结节若无大小和成分变化的、边缘光整的，大概率是良性；若有分叶、空泡、细毛刺、胸膜

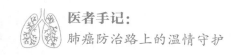
凹陷等则容易是恶性的。不过，这只是根据临床得来的一些经验。如果要完全诊断肺结节的性质，唯一的金标准还是做病理检查。

有的肺结节不光不会长大，还会越变越小，甚至神奇地消失。

一位 45 岁的男性患者，一年前在我院体检时发现右上肺长了个 10 毫米的结节，当时建议他每 3 个月来复查一次。这位患者第一次来复查的时候结节 8 毫米，第二次 5 毫米，第三次 3 毫米，到了第 4 次复查，片子上竟然没看到任何结节。

患者不敢置信地瞪大双眼。我又仔细看了一下他原来的片子，在新片子的原部位还是没找到结节。

这位年近半百的患者，像孩子一样手舞足蹈。他感激不已："太感谢了。夏医生，多亏一年前你让我戒烟的建议。我把烟戒了，保持愉悦的生活态度，改变了生活环境和作息方式。"

而有的患者在发现肺结节后，依然用不健康的方式生活。肺结节很可能会逐渐增大，甚至转变为肺癌。

一位 48 岁的女性患者，早在两年前，因为咳嗽去县城医院做了一个胸部 CT，检查显示肺部长了个大约 6 毫米的结节。两年来，每隔 3 个月，她就定期去医院检查，前几次结节都没有明显变化。但最近一次复查，医生发现结节有明显增大的趋势，所以这名患者来到我们医院检查。

谈话中得知，她的父亲 4 年前因为肺癌去世。这就是说，这个患者极有可能有着遗传方面的因素。我问她平时在家都做些什么，她理直气壮地回答："打牌啊！在乡下的生活很无聊，不打牌做什么？"在查出肺结节后这两年，她一直还是用打牌消磨时间。她自己虽然不吸烟，但打牌的时候很多人吸烟，而且棋牌室紧关着门，所以她经常吸二手烟。

这位患者的病理结果报告，不出意外，是肺癌。

所以，在检查出肺结节后，一定要复查，及时掌握病情变化。

1. 直径≤8毫米的纯磨玻璃结节建议每年复查一次 CT。缩小或无变化的可继续随访，随访时间不少于 3 年。

2. 直径＞8毫米的纯磨玻璃结节建议 3 个月、6 个月、12 个月和 24 个月持续复查 CT，缩小或无变化的可继续随访，随访时间不少于 3 年。

3. 直径≤8毫米的部分实性结节建议 3 个月、6 个月、12 个月和 24 个月持续复查 CT，缩小或无变化的可继续随访，随访时间不少于 3 年。

4. 直径＞8毫米的部分实性结节应通过三维重建 CT、薄层增强 CT、经皮肺穿活检等进一步检查来明确诊断，3 个月

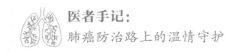
后复查CT，如结节长大，则可手术切除。3个月后若结节没有变化或结节缩小，建议定期复查CT。

尽管医生如此建议，还是有许多肺结节患者，第一选择就是去做手术。究其原因有三：

对肺癌的恐惧。人们对肺癌的恐惧深入骨髓和血液里，当他们得知，被查出的肺结节有可能就是肺癌时，心理受到的抨击不亚于肺癌患者。所以，他们的第一选择，就是手术治疗。

个别医生的"诱导"。有的医院，存在一些"过度治疗"的现象。有些医生为了一己之利，故意诱导患者做手术。有些患者符合保守治疗的条件，但是极个别医生会劝说患者，使用更激进的手术治疗。

没有接受专业的健康科普知识。信息爆炸时代，网上关于健康科普的信息鱼龙混杂，很多人在网上浏览、听信不专业的健康科普知识，以至于做出错误判断，"随波逐流"加入手术治疗肺结节的队伍当中。

选择手术的很多患者，可能忽视了以下几个问题：

只要是手术，就不像打针吃药那么简单。是手术就有风险，尤其是胸外科的手术，有一些患者是下不了手术台的。所以在手术前，一定要考虑风险，对自己的生命负责，对自己的家庭负责。如果手术结果是良性，不仅切掉了那么多肺组织，还有手术带来的危害。有的患者在手术后，很多重体力活都做不了，稍微剧烈一点的运动也只能望而却步。

手术费用。对于绝大多数家庭来说，手术费用是一个很现实的问题。一台切除肺结节的手术，费用要四五万元。对于普通的农村家庭来说，这是他们一家人一年的总收入。甚至很多患者都是从亲戚朋友那里借来的钱，有的甚至连自己父母的养老钱都用上了。

一般来说，医生会给出意见或建议，做手术或不做手术。假如有点犹豫，可以去另一家医院找专家再咨询一次。如果几个专家意见一致，那可以基本确定，这个方案是可行的。

现在做肺结节切除术，一般都可用微创胸腔镜完成。主要术式包括：肺楔形切除、肺段切除、肺叶切除。具体选择哪种术式，要综合考虑结节的位置、大小、数目等。在肺结节切除术后饮食方面，西医没有什么明显的饮食禁忌。民间所谓的"发物"也找不到科学的循证依据，建议加强营养、少吃辛辣食物、戒烟戒酒。

有的人群，属于肺结节高危人群。包括：长期吸烟的人，尤其是吸烟指数＞400的人群（吸烟指数＝每天吸烟支数 × 吸烟年数）；有肺癌或是其他癌症家族病史的人群；患有肺结核、慢性阻塞性肺病等慢性肺部疾病的人群；长期接触粉尘、

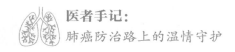
放射性物质等污染物的人群；等等。

　　如果条件允许的话，建议高危人群检查一次胸部 CT，40 岁以上的人应每年查一次。不过，在临床中，二十几岁的肺癌患者也不在少数，个人也建议去做个检查。

烟民们看不见的"危机"

"吸烟有害健康"，这是印在香烟盒上的一句温馨提示。多少人在拿起烟盒，从里面抠出一根根香烟塞进嘴里吞云吐雾时，并不理解这句话的深层含义。

医院的病房里，尤其是肺癌病房里，多的是活生生的吸烟造成的悲剧。健康的肺，是粉色的，纤尘不染的。许多患者，表面看来与他人没什么不同，肺却早已从粉色变成黑色。这种黑肺看上去实在让人触目惊心——没有几十年的烟龄，肺是不会被摧残成这个样子的。这是香烟给老烟民留下的，包裹在皮囊之下，肉眼看不见的深深的印记。

"吸烟有害健康"这六个字，指的不仅仅是对吸烟者有害，更是针对那些被动吸二手烟的人群。香烟中有几百种有害物质，其中明确致癌的物质有 69 种。相对来说，长时间被动吸二手烟对女性群体伤害更大。2009 年，世界卫生组织提供的数据显示，长时间遭受二手烟暴露造成的死亡人群中，64% 是女性。

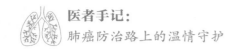

"明知山有虎,偏向虎山行。"香烟在许多人口中,貌似是"万能"的。抽根烟提提神,抽根烟解解饿,抽根烟歇歇……在许多人眼中,香烟甚至起到社交的作用。

如今,我国烟民数量超过 2 亿人,这无疑是一个恐怖的数字。更恐怖的是,虽然许多公共场所都设置了吸烟区,但是我国依然约有 7.4 亿不吸烟者在遭受二手烟暴露的危害,特别是儿童和妇女。家里、工作场所及公共场所是我国二手烟暴露的主要场所,其中公共场所二手烟暴露率最高。

我见过最小的一个肺癌晚期患者,仅仅只有 10 岁! 10 岁的小女孩,正是充满活力、天真烂漫、对未来充满好奇的年龄。她本该依偎在父母怀里撒娇,或者无忧无虑地上学,然而,她却在医院的病房里,备受病痛的煎熬。还没来得及好好感受生活看看世界,就将被迫急匆匆地离开。

造成这个悲剧的原因是什么?罪魁祸首是吸烟!吸二手烟!

孩子的爸爸是个老烟民,整天烟不离手。孩子妈妈忙,他又十分宠爱女儿,从小抱着她。女儿就是在父亲怀里,被浓浓的烟味"熏"大的。女孩被迫吸入大量二手烟,被无知的亲生爸爸断送了幼小的生命。无知者无畏,女孩的爸爸,得知女儿患癌的主要原因是自己后,捶胸顿足,有着说不尽的悔恨。

女孩不治去世后,我在医院的走廊里看到了那位一夜之间头发白了一片，老了十多岁的爸爸，孩子的妈妈静静地陪在他身边。两人只有三十来岁，看上去，却有种行将就木的味道，身体的能量好像全部被女儿带走了。这位爱看穿越小说的男人，红着眼睛对我说："夏医生，我只知道吸毒不好，一直以为吸点烟没什么。如果早知道吸烟会有这样的后果，我就是死，也不会吸的。要是重新来一次，回到女儿刚出生那年，该有多好。"

人生没有如果，我们也不会穿越到过去。无知造成的苦果，使他只能在余生里，咀嚼心底的遗憾。那个可爱的离去的小女孩，只能在他们的余生里，与他们在梦中相见。从某种意义上来说，是他，杀了他最爱的女儿。

不仅如此，二手烟暴露还有许多危害：孕妇在妊娠期遭受二手烟暴露，可能会导致胎儿早产、唇腭裂、出生体重偏低等；可能导致婴儿猝死综合征；可能导致儿童中耳炎、支气管哮喘、白血病及过敏性疾病；可能导致成人急慢性呼吸道症状、肺部及心血管方面的疾病；可能导致肺癌、鼻窦癌及乳腺癌等恶性肿瘤发生。

那么，二手烟的危害为何这么大呢？

因为二手烟的有害成分，在空气和物品表面存在的时间比较长，不易消散。二手烟暴露没有所谓的一个阈值和安全水平，

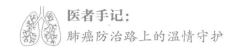

也就是说，哪怕是少量的二手烟也会危害身体健康。

但因为二手烟给别人造成的伤害是长期的、缓慢的，所以在短时间内，并不会被人察觉到严重的后果。

这样看来，吸烟的危害和毒品有得一比。但毒品有严厉的打击手段，香烟却没有。对于吸烟，目前仅仅停留在道德层面上的谴责，还未能上升到法律层面。

不仅如此，吸烟对于男性还有一项严重的影响，就是会导致男性勃起功能障碍。

勃起功能障碍就是俗称的阳痿。男性勃起功能是否正常，在一定程度上与夫妻之间是否"性福"有关。全球有超过20%的男性被诊断为不同程度的勃起功能障碍，而在40岁以上的男性当中，这个比例更是超过一半。

在多年前，就有研究证实吸烟会造成勃起功能障碍。虽然引起勃起功能障碍的因素有很多，但吸烟是可能导致勃起功能障碍的重要危险因素。吸烟者相对于不吸烟者更容易出现勃起功能障碍，而重度吸烟者中，勃起功能障碍的发生率不仅更高，程度也更重。越来越多的年轻男性饱受勃起功能障碍的困扰，吸烟很可能是其中的一项重要危险因素。

那么吸烟到底是如何导致勃起功能障碍，影响男性性功能的呢？

男性正常地勃起，首先是需要依靠外界的性刺激，然后在自身正常且完整的神经传导下，通过调控阴茎的血管，最终使得阴茎充血勃起。而吸烟，不仅会损害神经传导通路，还会损害血管，使得阴茎充血不充分，进而引发阴茎勃起异常，导致勃起功能障碍。

吸烟有这么多危害，很多人明知道吸烟不好，却又戒不了，便两害相权取其轻，选择自己认为危害较小的品牌烟来抽。

其实，市面上并不存在所谓无害烟草制品。只要是吸烟，包括电子烟，不管是对于自己还是他人的身体健康都有损害。

戒烟，是唯一一种已被证实能够减轻危害的有效办法。

对于因吸烟导致勃起功能障碍的男性患者来说，无论烟龄多长，只要戒了烟，血管都会有一定程度的改善。血管改善后，性功能也就有可能会相应提高。至于最终恢复程度，取决于戒烟前勃起功能障碍的严重程度和戒烟时的年龄。戒烟前勃起功能障碍的严重程度越轻，戒烟时的年龄越小，恢复的效果可能会越好。

但是，戒烟说起来容易，做起来却很难。许多人对香烟上瘾，控制不住自己。离了香烟，他们吃饭不香，零食、水果、戒烟糖都不想要，就是浑身难受，没劲儿，感觉身体比吸烟时更差。所以，他们往往下定决心戒了几十次，多则两三个月，

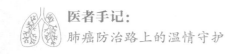
少则三五天，最终还是忍不住，重新开始吞云吐雾。

吸烟有瘾的人，如果觉得自己戒烟的动力不够，可以去附近的医院，找那些因为吸烟患上肺癌的患者聊一聊，看看他们是如何悔不当初的。

一位烟龄超过40年的老烟民，因为长期咳嗽来到医院。他女儿说老人家嗜烟如命，饭可以不吃，但是一天两包烟雷打不动。家人无论如何劝，老人家都不听。这次住院，希望我能劝他把烟给戒了。那天，我只和患者说了一句话："你隔壁床的患者，就是因为吸烟太厉害得了肺癌，昨天早上离世的。"老人家顿时被吓得打了一个激灵，脸色突变，神色紧张地问我："医生，我现在戒烟还来得及吗？"

来得及，无论抽了多久的烟，现在开始戒，都来得及。

从现在开始，拿起你手中的烟，不管多贵，扔掉它。以后想吸的时候，想想那些因肺癌去世，或者至今仍在痛苦中挣扎的人，问问自己想不想要那样的人生，你的心，会给你一个明确的答案。

生命如此宝贵，每个人只有一次，不可能从头再来。生命又是如此脆弱，失去健康，也就失去一切。健康是永远的1，别的无论多重要，都只能是1后面的0。

香烟是造成肺癌的高危因素，也是最可控的因素。亲爱的朋友们，戒烟吧！守护好我们的身体，保持健康，这不仅能让我们享受高质量高长度的生命，更是对爱我们的家人负责。无论是为了他人还是自己，无论是为了社会还是家庭，我们都应尽全力创建一个无烟的环境。

感觉不适，早诊断，早治疗

在医院工作中，我曾接诊过一位情况危急的患者，她病情比较严重，不容乐观。患者呼吸困难，靠着吸氧才能维持正常的呼吸。据说，她在家感觉不适时，先是去了县城医院。县城医院感觉比较棘手，又用救护车送到我们医院。我们都很纳闷：她有什么放不下的，还有什么比身体更重要的事情，怎么到了这样危急的情况才来就医？

我询问患者的儿子："你母亲之前有什么不舒服吗？还是说突然就变成现在这个样子？"他回忆了一下说："半个月前，母亲和我说过她有点胸闷憋气，有时晚上还会睡不着。"我问："当时为什么没去医院检查呢？"他面带愧疚地回答："当时让我妈去县医院看看，但是我妈执意不去，说可能是累着了，不要紧，过几天就好了。"

我又问："过了几天，胸闷的情况好转了吗？"他歪头想了想道："没有。过了几天，胸闷的症状还加重了，走一点路都喘得不行。"我又问："情况都这么严重了，你们家属也心知肚明，怎么还是不去医院呢?"患者的儿子非常后悔，带着哭腔道："当时正值农忙时节，母亲说家里还有好多农活没干完，三亩田的秧也没有插完，想等把农活干完了再去医院检查。今天上午在插秧的时候，突然晕倒在农田里。幸好被路过的村民及时发现，否则后果不堪设想。"

看得出，他有点后怕。如果没有及时发现，他就没有母亲了。一个响当当的汉子，再也忍不住了，开始捂着脸哭，眼泪顺指缝流了下来。

我在心里暗暗叹息，如果那时及时就诊，患者的症状肯定不会这么严重。多少人像这位患者一样，因为无知和大意，导致病情加重，延误治疗。

这位患者最终被确诊为肺癌晚期，几个月后，便带着遗憾离去。

家人们懊悔不已。早知道这样，当初不管怎样，就算抬也要把她抬上车，去医院检查。如果早点送医院，这位才六十岁出头的母亲，不至于这么早离开人世。儿女们还没来得及好好尽孝，就眼睁睁看着母亲永远离开。

第一次觉得身体不舒服时就去医院检查，病魔肯定不会在这么短的时间之内，带走深爱的家人。

给大家讲一个小故事。古时候有一个国王，想奖励一个有成就的数学家，问数学家想要什么赏赐。数学家指着棋盘道："陛下，我只要一点谷子。在这六十四个格子内，第一格放一粒，第二格放两粒，第三格放四粒，第四格放八粒，第五格放十六粒……后面一个格是前面一个格的两倍，直到把六十四个格子都放满。"

国王一听乐了，原来就这点要求啊，实在太容易满足了！于是，他让人从谷仓里拿谷子，往格子里放。然而，国王很快笑不出来了。还没等填满那六十四个格子，国家的粮库已经空了。

我们体内的正常细胞，也是以这样的方式裂变的。但正常细胞生长到一定程度后就不再生长，就像小孩长大成人后就不再长高一样。肿瘤细胞是无限增殖的，它的裂变速度更加惊人，比正常细胞要快 8 倍。

肺癌根据国际 TNM 分期，可以分为Ⅰ期、Ⅱ期、Ⅲ期和Ⅳ期，其中Ⅰ期和Ⅱ期是早期，Ⅲ期和Ⅳ期为中晚期。Ⅰ期肺癌是最轻的类型，没有淋巴结转移和远处转移，肿瘤体积也较小。

如果在这时候发现了肿瘤，及早进行正规治疗，比晚治疗的患者预后要好。肿瘤恶性程度低的患者预后，比肿瘤恶性程度高的好。

所以，感觉不舒服，来医院就医的早与晚，从某种意义上来说，决定着患者的生与死。如果早发现早治疗，就不容易造成死亡的悲剧。

其实，在癌症来临之前，身体往往会发出一些预警信号：超过两周经治不愈的呼吸道症状，或原有的呼吸道症状发生改变，部分患者可能会出现刺激性干咳。因为与平时差异不大，不容易引起重视。这种情况下，要及时就医。出现咯血症状，通常是痰中带血丝，这是肺癌最显著的警示信号，需要引起重视，最好马上去医院检查。

遗憾的是，临床上像这位患者这样，把小病硬生生拖成大病的，并不在少数。

多少人，感觉身体不舒服时，都会用两大板斧："拖"和"扛"。田里的庄稼快收割了，等收割了再说；快过年了，等过了春节再去；孩子要每天接送，去医院没人接孩子；假期人多，店里借着机会搞促销，大赚一笔……

生活中，仿佛永远有比去医院更重要的事情在等着。这样一拖一扛，小病拖成大病，小病也扛成了大病。直到再也扛不住了，才去医院检查。那时，往往已到了中晚期。这时的治疗难度和费用会增加，疼痛也会加剧，还会增加家人的愧疚感。

早期肺癌患者一般没有明显症状，但随着人们体检意识逐渐提高，在体检筛查过程中，早期肺癌会被及时发现。

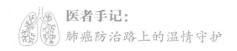
年轻一代的健康风险意识较强，会定期体检或者打疫苗。但许多老人的体检意识，普遍不是太高。有的觉得生死有命富贵在天，没必要去看。还有的不相信癌症会降临在自己身上，十分抵触体检，甚至有点讳疾忌医。

一个同事就颇无奈地说过他父母对体检的误解和抵触。我们医院推出一些体检套餐，父母已年过七十，这个同事出于孝心，也出于职业的习惯，想带父母来做些常规检查。不想，遭到了极强烈的反对。父母听说要带他们体检，直接几个字堵了回去："不去，多花冤枉钱。"

同事知道父母不愿花子女的钱，就撒谎说体检是单位给员工发的福利，不用自己花钱。结果，父母还是死活不去。

他们的观念是，现在吃得好睡得好，身体没什么问题，没问题做什么体检？再者，去医院太麻烦了。动不动让脱掉衣服，多隐私的地方都得露出来给人家看。还有，那些庞然大物一样的机器，看着心里害怕。甚至不知他们还从哪里听说，体检对身体不好。劝到最后，干脆发展到："去医院，没病也能查出病来，你们就是靠着这个赚钱！"

同事哭笑不得，总不能动用武力，把父母绑到医院去吧？任他和爱人说破嘴皮子，也没能说服父母从相隔几条街的家来我们医院做检查。

中国癌症中心 2019 年的数据显示，我国的癌症负担仍在持续上升。近 10 年来，恶性肿瘤发病率每年保持约 3.9% 的增幅，死亡率每年保持 2.5% 的增幅。肺癌无论是发病率还是死亡率，都稳居所有恶性肿瘤的首位。

早诊早治，仍是降低癌症死亡率的关键。如果能早期发现肺癌，将会明显延长和改善患者的生存期和生存质量。

有研究发现，有的人群，属于肺癌"高危人群"。在高危人群中开展肺癌筛查，有益于早期发现肺癌，提高治愈率。

那么，什么样的人群应该做肺癌早期筛查呢？

1. 年龄 > 55 岁，吸烟史 ≥ 30 年 × 1 包 / 日，戒烟史 < 15 年。

2. 年龄 > 50 岁，吸烟史 ≥ 20 年 × 1 包 / 日，且具有其他被动吸烟及以外的因素。如工作环境粉尘多，家族里有人患过癌症，等等。

3. 吸二手烟史 ≥ 20 年 × 1 包 / 日。这个主要是针对长期和烟民待在一起的人群。

4. 有肺癌家族史的人群。对于有肺癌家族史的人群更应该有针对性地筛查，这样可以降低肺癌的发病率和死亡率。

以上高危人群，应去正规医院检查，做个低剂量螺旋 CT。没问题当然最好，如果发现问题，也能早发现、早诊断，达到早治疗、早康复的目的。

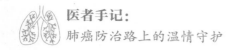
借用生物学博士尹烨的一句话:心存侥幸是人性的弱点,癌症要早防早治。没有突然发生的肿瘤,只有突然发现的癌症。防大于治,这才是关键。要从以治疗为中心到以预防为中心,最后转到以健康为中心。

癌症会遗传和传染吗

在一个公益讲座上，有位 50 多岁的老大哥表情严肃地问我："夏医生，癌症会传染吗？"其他人也神情专注地望着我，等待着答案——显然，这也是他们所关注的。

传染病主要指各种病原体引起的，能在人与人、动物与动物或人与动物之间相互传播的一类疾病。疾病的传染须具备三个条件：传染源、传播途径、易感人群。这三者缺一不可。

癌症是人体组织细胞发生突变后的异常增生，本身并不是传染源，所以不存在传染的可能性。

肺癌作为最常见的癌症之一，是一种由遗传缺陷与内外环境致癌因素共同作用导致的恶性肿瘤。目前没有证据表明，肺癌与具有传染性的病原体有关，所以也不会传染。但如果患者同时患有肺结核或肺炎等传染性疾病的话，可能后者会传染。在与相关患者接触时，要做好自我防护。

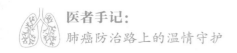
听完我的话后，老大哥沉默了，在座位上一言不发，看起来情绪非常低落。

讲座结束后，这位老大哥单独找到我说："夏医生，我很后悔。去年，我一个朋友查出了肺癌。当时，我们圈子里的所有朋友，都认为癌症会传染。所以，我们明明知道他生病了，直到他去世，都没有去看过他一眼。听他老伴说，他是盼着我们去看看他的。他一个人躺着，感觉无聊又痛苦，他想和我们一起，和以前那样，谈谈天说说地吹吹牛，可是，一直没等到我们……我们以前比亲兄弟还亲，我感觉自己太绝情了，太对不起他了……"

老大哥无比后悔，自己那时如果不人云亦云，多主动了解些癌症的相关知识，也不会留下如此遗憾。

癌症不会传染。很多人担心，出去就餐会不会通过餐具、住酒店会不会通过卧具被传染，这是完全不存在的。癌症是一场人体细胞的"叛乱"，只会在患者体内"横行霸道"，"祸不及他人"。

虽然癌症本身不具备传染性，但某些类型的癌症却具有一定的遗传性。因为，成熟的精子和卵子都携带着独一无二的染色体，染色体上含有包括性格、智力、身高、体貌特征等大量的基因。精子和卵子结合后的受精卵，含有由精子和卵子各提供的一条染色体，组成两条（1对）染色体，把性格、智力、体貌特征等遗传基因，遗传给后代。这种因为遗传因素所形成的影响，在医学上被称为"遗传易感性"。

新闻上时常出现"一家几口同时患肺癌"的报道，在我们医院也有这样的例子。一位七十多岁的老大爷来医院做体检，被确诊为肺癌晚期。没过几天，他的儿子也被查出肺癌。

肺癌有家族遗传倾向，个别的会出现家族聚集，患者直系亲属成为肺癌高危人群的概率会增加。

目前认为，染色体的畸变，最有可能是造成肺癌家族遗传现象的原因。正常人体每个细胞均有46条染色体，一些致癌因子就会造成染色体畸变，使得染色体在形态和数目上均不同于正常细胞，这种畸变的染色体就有可能遗传给后代，增加下一代患肺癌的风险。

虽然遗传易感性能够说明肺癌具有一定的遗传性，但并不代表家族里所有人都会被遗传。这只能说明，如果家族中有肺癌患者，那么在相同的致癌因素的刺激下，后代患肺癌的概率一般会比别人大。

最新的临床研究表明，家族中如果有1～2位一级亲属

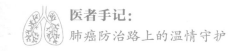

（父母、子女、亲兄弟姐妹）患肺癌，自身患肺癌的风险是其他无家族史者的 2.57 倍；如果有 3 位及以上的一级亲属患肺癌，那么自身患肺癌的风险是其他无家族史者的 4.24 倍。最近的肺癌流行性病学报告同样指出：近亲中有患肺癌的人，如果本人又吸烟的话，那么患肺癌的风险要比一般人高 14 倍。

所以，如果家庭成员中有人不幸罹患肺癌，其他家属尤其是直系亲属，可能成为肺癌高危人群，最好去医院进行防癌筛查。

肺癌不仅与遗传因素有关，还与出生后的生活环境、家庭教育、自己的行为、道德修养等有关。在这里，我们着重说一下性格方面的因素。

生活中，到了谈婚论嫁的年龄，我们在找人生的另一半时，往往会看他（她）的父母是怎样的人，看他们的性格、为人处世、生活习惯等。这正是因为，为人处世、生活习惯等是家人长久生活在一起受到的"潜移默化"，而性格也是可以遗传的。

有一种性格叫"癌症性格"，需要引起大家注意。

这种性格的人，什么事都爱较真，遇事就焦虑，而且喜欢憋在心里。他们习惯压抑、克制自己内心的真实想法，表面上很少流露出负面情绪。但内心实际非常脆弱，常常会觉得孤独无助，活得很累，往往经受不住打击……这种性格的人肿瘤发病率，要比一般人高 3 倍以上。

现在的社会生活节奏不断加快，压力骤升，抗压能力比较差的人群，容易诱发压抑、焦虑、紧张，甚至恐惧等负面情绪。长此以往，当这种持续的不良情绪积累到一定量时，就会引起应激反应——降低人体的免疫力，引发身心疾病，增加患病甚至患癌的风险。

"癌症性格"的主要类型有：

凡事较真型。这种性格的人特别爱较真，不管大事小事，都要与人争个高低长短，自身的神经、精神长时间处于紧绷的工作状态。这种长期紧绷的状态，不利于人体内环境的稳定，会使人体免疫力这道"防线"降低。

刻意忍受型。这种性格，遇到事情会选择压抑和忍受，不会随意发泄自己的情绪，往往被认为成熟稳重，是很多人眼中的"好性格"。但相关研究表明，这一类人体内的淋巴细胞活力较低，免疫力相对低下。

不合群的孤僻型。人是"群居动物"，具有群居的基本属性，只有通过与他人交流，才能释放和完善情绪，获得更强的生存力量。如果一个人长期性格孤僻，长年少与他人沟通，也

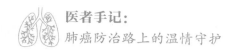

会影响免疫力。另外多说一句，许多人有着自洽的能力，是十分享受孤独的。这种类型不在此列。

焦虑型。遇事容易焦虑和紧张，又长期找不到发泄的渠道，也会增加患癌的风险。因为这种不良情绪，容易使脑和中枢神经系统受到压抑，功能发生紊乱，进而降低体内免疫细胞的活力，使得机体的抗病能力下降。

性格除有部分遗传因素外，更多的是长时间形成的一种固定的待人接物方式。对健康不利的部分，我们可以通过后天的调节和治疗来改变。

在这里有几点建议：

心态调节。专注于眼前，永远活在当下，不要留恋过去，也不要过于期盼未来。过去的成功或失败，永远无法更改，明天的期待或忧虑，还没有到来。"成功之父"卡耐基有一个方法：把昨天和明天都挡在外面，把今天当作一个独立的船舱。专注于今天，把今天活好才是最重要的。这样的心态，会让自己每天过得充实，同时也能避免产生一些不必要的焦虑。

睡眠调节。古代"日出而作，日落而息"的生活习惯，其实是有一定道理的。人体是有自我修复能力的，尤其在睡眠中修复效果最好。研究发现，睡眠对人体健康的影响非常大。我

们大概都有过这样的感受，如果某天晚上失眠了，或者睡眠质量偏差，第二天就会浑身无力，做什么都没有精神。一个长期失眠的人，更容易产生焦虑等不良情绪。焦虑会导致失眠，失眠又会加重焦虑，进入恶性循环。所以，保持充足的睡眠时间和良好的睡眠质量是维护健康的关键。

运动调节。运动的好处很多，适当的运动方式，适量的运动量，可以释放不良情绪，使纷乱的心绪得以平静。

学会释放。生活中"河东狮吼""又笑又闹"的女人很多，这是女人的天性，遇到事情会找出口宣泄出来。男人遇到事情，往往爱憋在心里，不善沟通表达，长期如此，会造成沉重的心理负担。因此，遇到烦心的事时，应尽可能找合适的途径合理地宣泄出来。比如可以向家人、朋友诉说，可以写出来，可以对着大海、天空、空地大声呼喊，或者酣畅淋漓地运动，打几局游戏，等等。

兴趣调节。在工作学习之余，培养一些兴趣爱好，可以让生活变得多彩而有意义。这个兴趣可以是打扫卫生，看到窗明几净会油然而生成就感；可以是养花种菜，会令人心旷神怡；可以是看书，足不出户便能了解外面的世界……

"一事精致，足以动人。"把精力专注在自己的兴趣爱好

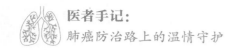
上，就没有时间去胡思乱想。著名画家吴冠中曾患重病，痛不欲生。后来他开始用绘画来转移注意力，每天废寝忘食地沉浸在绘画之中。几年后，疾病不治而愈。绘画这个爱好，让他以瘦弱之躯，得享 91 岁的高龄。

良好的心理素质能有效预防癌症。积极乐观地生活，远离"癌症性格"，不仅能收获健康，还对日常生活大有裨益。

第二章

不幸患癌，
该怎么办

如何确认是否患癌

几年前，网络上流传的《重大突破！一滴血可测癌症已被批准临床使用》一文，引起了很大的社会反响。在当时，被很多人认为已经一举攻克了"癌症早发现早治疗"难题。

一次朋友组织的饭局中，一位大哥得知我是肿瘤科医生，大约为了照顾我的感受，就谈了一些这方面的话题。这位大哥博闻强识，比较关注健康，也主动了解过不少关于癌症方面的知识。他对这篇文章印象颇深，当时就问我："听说现在医学发展得很快，用一滴血就能查出有没有患癌症，是这样的吗？"

答案是不能。如果只通过验血就能检测出有没有患癌症，绝对是一个具有划时代意义的突破。

只可惜，全球至今还没有一个血液标志物，能百分百诊断癌症。通过一些血液标志物的检测，的确可以为人体癌变提供指引和判断，可监测肿瘤的进展和预后。但在肿瘤早期诊断方

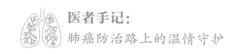
面，这种判断通常需要与传统、经典的检测方法联合应用。我们在攻克癌症的问题上任重而道远，远没有达到一招诊断癌症、一招攻克癌症的地步。

以肺癌为例，低剂量螺旋 CT 是全球公认可提高早期肺癌检出率，降低死亡率的经典筛查手段。专业医生会建议肺癌高危人群，每年至少进行一次低剂量螺旋 CT 筛查。

尽管如此，低剂量螺旋 CT 筛查仍然有很高的假阳性率，需要其他辅助方法来辅助，比如联合血液肿瘤标志物检测。目前通过任何一种单一肿瘤标志物的检查，都不能确定检查者是否患有癌症。体检单上"肿瘤标志物"升高并不意味着一定患癌。因为肿瘤标志物存在非特异性，一些正常组织或良性肿瘤以及炎症反应，也可能使肿瘤标记轻度升高，让测试结果出现假阳性。

现在全球公认的癌症诊断金标准，还是病理学检测依据。即从体内疑似肿瘤的部位，取出部分组织做检测，如果检出癌细胞，就确诊癌症。无论什么指标，目前都不能代替病理学诊断。坚持定期体检，依然是早期发现肿瘤的最佳办法。尤其是高危人群，更要有针对性地进行肿瘤筛查。

那么，什么是肿瘤标志物呢？

谈起肿瘤标志物，就不得不谈 CEA，也就是癌胚抗原。CEA 在肿瘤标志物中出现的频率很高，几乎每个患者，如果要测肿瘤标志物，医生都会开上 CEA。如：肺癌、胃癌、乳腺癌等。这些癌症患者体内，CEA 都会出现不同程度的升高。

我们体内的一些正常组织，也会分泌少量的 CEA，如：支气管、胆胰管、前列腺等。吸烟人群的 CEA，通常会稍微升高。还有一些良性疾病，比如胰腺炎、胃炎、消化性溃疡病、慢性阻塞性肺疾病、糖尿病等，CEA 也会有相应升高。

因此，CEA 升高并不一定就是恶性肿瘤。不过要注意的是，这些良性疾病的 CEA，一般只是轻到中度升高。如果体检发现 CEA 高得实在离谱，达到几百上千的话，还是要考虑是否有恶性肿瘤。

而肺癌的肿瘤标志物，主要体现在以下几方面：

NSE（神经元特异性烯醇化酶）。它是小细胞肺癌的特征性标志物，在小细胞肺癌患者中，NSE 阳性率高达 90%。

SCC（鳞状细胞癌抗原）。主要用来监测鳞状细胞癌，常见于肺鳞癌、食管鳞癌中。但 SCC 升高并不一定就是肺癌，像其他一些肝肾良性疾病，SCC 也会有一定程度升高。

CYFRA21-1（细胞角蛋白 19）。这个指标主要用于监测

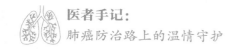
肺癌。肺鳞癌中阳性率高达 70%，肺腺癌阳性率 60%，大细胞肺癌阳性率 75%。个别良性肝脏疾病、肾功能衰竭的患者，CYFRA21-1 也会轻微上升。

简单来说，如果肿瘤标志物当中的 NSE 显著升高，要警惕小细胞肺癌；SCC 和 CYFRA21-1 升高，要警惕肺鳞癌；CEA 和 CYFRA21-1 升高，要警惕肺腺癌。

肿瘤标志物的结果分为阳性和阴性，阳性不一定表明是癌症或者肿瘤，仅仅是一种提示和信号。同样，阴性也不能完全断定不是癌症或者肿瘤，因为有些肿瘤会引起结果假阴性。大多数肿瘤标志物不仅存在于癌症患者体内，也存在于正常人的组织中，所以哪怕就算是正常人也有可能会出现肿瘤标志物阳性的结果。

很多人，将肿瘤标志物作为判断癌症的标准。到医院抽血检验后，发现有一项肿瘤标志物指标升高，那是不是说明得了癌症呢？

这其实误解了肿瘤标志物真正的临床意义。肿瘤标志物只是有着较大的概率，作为一个参考值，肿瘤标志物和是否患癌没有直接必然的内在联系。得了癌症，肿瘤标志物不一定会升高；肿瘤标志物升高，也不一定是癌症。相比较来说，动态观察更有意义。

那么，假如拿到肿瘤标志物的化验单，出现了阳性，接下来该怎么办？

出现这种情况，不要过于紧张，要去正规的医院找专业的医生。医生会根据升高的肿瘤标志物，通过做进一步的相关影像学检查来综合诊断。比如，当发现肺癌标志物中有一项或者几项指标升高时，医生一般会建议做个胸部CT检查。胸部CT包括胸部CT平扫、胸部低剂量CT、胸部高分辨CT（HRCT）、胸部增强CT等。肺部低剂量螺旋CT是肺癌筛查的常用手段，可以发现肺部是否有阴影或肿块，初步判断是否存在肺癌。

确诊肺癌，首先需要排除其他可能导致类似症状的疾病，如：肺炎、肺结核、哮喘等。医生为了进一步做出诊断，通常会让患者做一系列的检查，包括影像、病理等。病理是确诊肺癌的金标准，可以通过多种方式取得。

手术。用手术的方式，取到疑似肿瘤部位的病理组织。

穿刺活检。穿刺活检是通过一根细细的穿刺针，穿刺到疑似发生肿瘤的部位，取得肿物内部的一些组织成分。但不是所有的肿物，都能通过穿刺活检来达到确诊的目的。有些肺部小

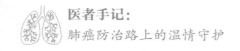
结节，只有几毫米，不可能准确定位。还有些位置不太好的肿物，穿刺起来也相对比较困难。

气管镜。支气管镜检查，就是让支气管镜到达相应的病变部位，取得肿物内部的一些组织成分。

取得病理组织成分后，对其进行病理学检测。根据检测结果，就能判断是否得了肺癌。

除了主治医生的水平差异，不同医院诊断设备的质量也有着很大的差异。建议患者提前了解医院的具体医疗水平和设备状况，根据实际情况，选择合适的医院。

另外，关于认识癌症，人们还有一个误区，就是认为身上出现了癌细胞，就是得了癌症。这个认识失之偏颇。科学家发现，每个正常人体内，都有原癌细胞。而原癌细胞在没有外界刺激的情况下，并不会转化为癌细胞。

因为我们的身体有着强大的免疫系统。如果把癌细胞比作"坏细胞"，那强大的免疫系统就是"好细胞"，比如：T 淋巴细胞、B 淋巴细胞、NK 细胞、巨噬细胞等。"好细胞"是我们身体的守护神，发现原癌细胞时，会自觉把它消灭掉。再生长出来，再消灭掉。这样循环，"坏细胞"就始终在一个可控的范围之内。

我们的身体正常运转，细胞不断分裂增殖，基因不断复制时，原癌细胞成不了什么"气候"。但如果被外界的一些因素持久刺激，它就会转化为癌细胞。比如我们的内外环境变差，或者自身免疫力变低等因素，那不仅癌细胞不会被消灭掉，基因还有可能受损，导致正常细胞也"叛变"，进入对方的阵营。癌细胞越来越多，正常细胞越来越少，患癌的可能性就大大增加。也就是说，癌症是先天跟后天因素结合而产生的结果。

这，才是值得我们警惕的地方。

到了肺癌中晚期，治疗还是放弃？

与其他癌症相比，肺癌更像是一个"潜伏的杀手"。因为大部分患者被诊断患有肺癌时，往往已经到了中晚期。这就给治疗带来了一定难度。如同哈姆雷特面对"生存还是毁灭"的抉择一样，治疗还是放弃，是摆在许多患者和家属面前的问题。

他们的心情是充满矛盾的，如果选择治疗，便有可能冒着"人财两空"的风险。而且患者在治疗的过程中，也并非一帆风顺。如果放弃治疗，那活着的人内心的愧疚和外在的压力，可能会伴随一生。

相关数据表明，在这一阶段才接受治疗，只有不到5%的患者能够活过5年。因此，很多人觉得，中晚期肺癌如果无法进行手术，就没有必要再做治疗。"回家，不治了"是许多中晚期肺癌患者经常挂在嘴边的一句话。

5年前，一位肺癌晚期患者杨阿姨闹死闹活地要回家："医生，我们不治了，反正都已经是晚期了，再住院治疗也是无济于事。"

"妈，您这是干吗呢？现在医学这么发达，癌症已经不像以前那么可怕了，我们再坚持一下好吗？"女儿流着眼泪，跪在母亲的面前恳求。

可无论女儿如何劝说，杨阿姨反复就几句话："我要出院！我要回家！我，死也要死在家里！"

主任当时和杨阿姨谈话："您的顾虑我们做医生的能理解，你刚刚说晚期肺癌没有治疗的意义，其实是一种认知误区。治与不治，结果大不一样。如不进行治疗，一般来说也就几个月的时间，而采取化疗药物、靶向药物，再结合免疫治疗、细胞治疗等多种技术，部分患者能生存 3～5 年甚至更长的时间。您看看您，老伴这么疼您，孩子这么孝顺，外孙女又这么可爱，您要是治好了，好日子还在后头呀！"

听了主任的一席话，杨阿姨瞬间泪流满面。从一心求死变成依依不舍，从万念俱灰变成重新对未来有了盼头。

因为杨阿姨错过了手术的最佳机会，所以最终确定采用放化疗的治疗方案。或许是内心信念的支撑，或许是治疗取得较好的效果，也或许是两者兼而有之，5 年过去后，杨阿姨依然精神饱满地活着。前段时间，杨阿姨还特意做了面锦旗，送来感谢我们主任。说是他救了她一命，给她重生的机会。

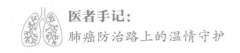
所以，肺癌其实并不可怕，真正可怕的，是没有直面它的勇气；晚期肺癌其实也没有那么可怕，真正可怕的是没有战胜它的决心。

在确诊肺癌后，医生会根据患者的病情，结合病理诊断与临床医生沟通，选择适合的治疗方案。

手术治疗，通常用于癌症早期。因为癌细胞具有分散性和转移性，所以选择手术时，不仅需要把有癌细胞的病灶全部切除，还要多切一些好的组织，以免有"漏网之鱼"留在体内。

基于癌症的这个特征，到了中晚期，整个肺上大都有了癌细胞。动手术的话，就要把整个肺全部切除。对患者来说，这并不是好的治疗方法。中晚期肺癌患者，错过手术的最佳机会，也就失去手术的意义，所以，我们一般采取的方法是保守治疗。

随着医学的快速发展，很多治疗方法和手段不断出现。目前，我国对于癌症的治疗方法，除手术治疗之外，还有放射治疗、化学药物治疗、靶向治疗、免疫治疗、细胞治疗、中医治疗等。

放射治疗是用射线的电离辐射作用杀灭恶性肿瘤的方法。化学药物治疗则是一种用化学药物对抗癌细胞的治疗方法。手术、放疗、化疗，是治疗癌症最常用的三大手段。

关于药物方面，化疗药物主要包括顺铂、卡铂、培美曲塞、多西他赛等；靶向药物包括吉非替尼、奥希替尼等；抗血管药物包括贝伐珠单抗、安罗替尼等；免疫抑制剂包括帕博利珠单抗、纳武利尤单抗等。

那么，这么多的抗癌药物，我们该如何做选择呢？

首先，根据病灶的大小、位置、淋巴结、其他器官的转移情况，对肺癌进行临床分期。虽然已经确诊为晚期，但是具体分期以及具体的远处转移器官，还是要明确确定。

其次，需要明确肺癌的组织类型。是鳞癌还是腺癌，抑或是小细胞癌。因为病理类型不一样，治疗方案也就有差异。

再次，需要完善分子分型，也就是基因检测、PD-L1 检测等。

最后，结合每个患者的具体情况，主治医生会做出综合判断和评估，选择最优的治疗方案。对于晚期肺癌患者来说，最合适的治疗方案就是最优的。

对于靶向药来说，基因检测是一个越不过的话题。那么，基因检测是什么呢？

基因检测是一种生物检测技术，它可以通过唾液、血液、其他体液或细胞对 DNA 进行检测。

人遗传物质的载体是 DNA，而 DNA 中真正有含义的片段就是基因。当人身体内有害的突变基因增多，积累到一定的程

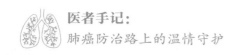
度后，癌症就会发生。肿瘤细胞中有不少的突变基因：有的基因重复了，有的基因长错地方了，还有的基因缺了，从而导致癌细胞的异常增长。

我们通过各种先进的检测方法，找出这些突变的基因，仔细分析，可以指导治疗选择、协助临床诊断、预估生存时间、辅助监测疾病的耐药性和复发情况等。

根据对 DNA 的检测结果，来选择相对应的分子靶向药物，从而实现对癌症的个体化治疗。这样，既有了针对性，又增加了准确性。

那么，是不是所有癌症患者都需要进行基因检测呢？

一般来讲，基因检测确实适用于所有的癌症患者。但是准确来说，不同类型的肿瘤、不同的分期、不同的患者出于不同的目的，适合做不同的基因检测。应当根据自己各方面的具体情况，来具体分析确定。

比如，一个肉瘤患者，如果经济实力雄厚，其他药物治疗效果都不怎么明显，但是他仍然不想放弃，想看看是不是自己还有其他的靶向药可用：不管是国外还是国内的；是进了医保项目的还是暂时只能自费的；是已经上市还是处于临床试验阶段的……这种情况，他可以选择做一下跨癌种的、尽可能多的，甚至全部的基因检测。

再比如，一个晚期肺腺癌患者，经济条件一般，之前尚未接受过任何治疗，只是为了看看已经上市的靶向药是否有适合自己的。那么，患者只需要把最常见的几个基因检测做一下就可以了。

值得注意的是，有部分患者在吃靶向药前，选择不做基因检测，这种治疗方法称为盲试。相比于基因检测，盲试也有一定的优势，比如既节省时间又能节省一部分费用。

如今对于癌症的治疗手段层出不穷，治疗效果也有明显提高。以晚期肺癌为例，以前没有靶向治疗和免疫治疗，生存期可能只有几个月。现在加上这两种治疗方法，生存期可以延长几个月甚至更长时间。但在癌症治疗方面，也不可避免地存在一些问题：

治疗费用昂贵。这两种治疗方法的费用，并不是个小数目。如果没有医保，没有国家相关政策支持，一般家庭难以承受高额医疗费。

效果并不是特别显著。目前的循证医学证实，这两种治疗方案对大部分患者具有一定的效果，但是效果也并没有想象中那么明显。

生存质量普遍不高。目前各种先进的治疗方法，的确能延长肺癌患者的相对生存期。医生告诉家属，大概能活 6 个月

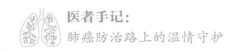
（以前只能活 3 个月），确实延长了生存期。有了这个期限，许多患者和家属每天在心里暗暗倒计时，并时常伴有内心崩溃的感觉。这样，会影响生存的质量。

癌症作为顽疾中的顽疾，攻克也许不那么容易。但是，我们可以将癌症当作高血压、糖尿病等慢性疾病来治疗和管理，这应是现代癌症医学努力的方向。让患者无生存期之忧，人们再也不用在 5 年、2 年、1 年，甚至几个月的生存期中苦苦挣扎，不用活在死神随时降临的恐惧中，是我们医学要重点努力的方向。

无论如何，我还是想对患者朋友们说，疾病既然已经降临在了身上，就要理性且积极地去对待，千万不要轻言放弃。

肺癌手术全知道

目前，肺癌手术常用于预防、诊断、治疗，以及缓解肺癌引起的相关症状。有些时候，一次手术不止一个目的，可以同时有不同的目的。比如诊断与治疗同时进行，诊断与解除症状并行等。虽然说，我们不必拘泥于手术切除到底主要目的是预防，还是诊断，抑或是治疗，但是我们应该明白这其中的差异。肺癌手术一般分为以下几类：

预防性手术。预防性手术主要是针对肺小结节患者。因为肺大结节可以通过穿刺活检取得病理组织进行确诊，但是对于肺小结节患者来说，定位都有一定的困难，穿刺活检难度就更大，所以有些时候为"阻止"肺小结节进展为肺癌，会预防性地进行手术切除治疗。

诊断性手术。想了解一个人是否患有肺癌以及患有何种类型的肺癌，最常用的办法就是通过支气管镜、经皮肺穿等途径

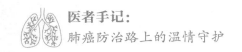
取出一小块组织（称为样本）并进行病理检查。当然，手术也是取得病理组织的一种途径。

治疗性手术。患者确诊为肺癌后，如果有手术价值一般会行手术切除。在手术过程中了解肺癌的程度和传播的程度，为后续的相关治疗提供决策信息。

部分切除手术。有些时候手术并不能完全切除病灶，比如肿瘤邻近、包绕大血管，如果"强行"切除可能会导致大出血，引发严重后果。这个时候就只能选择部分切除。许多患者以为，动手术切除后，就意味着肺部肿瘤没有了。其实如果只是部分切除手术，还是有癌细胞在体内的，术后要结合放化疗、靶向等方法治疗。

根治性手术。早期肺癌一般可以通过手术方式完全切除病灶，达到根治性治疗的临床效果。手术治疗可以单独使用也可以与放化疗、靶向、免疫治疗等一起使用。

姑息性手术。姑息性手术治疗是指到了癌症晚期，在治疗不太见效的情况下，以解决患者痛苦或心理精神问题为主的治疗。包括缓解肿瘤引起的疼痛，控制肿瘤引起的其他诸如出血、肠道梗阻、营养不良、免疫力低下等症状。

在确定要做手术后，需要先进行一系列检查。医生会开出各种各样的检查单：血常规、生化全套、感染筛查（包括乙肝、丙肝、艾滋病、梅毒等）、凝血功能、交叉配血、血型、心电图、心脏彩超、肺功能等。

一个手术而已，为什么要有这么多项检查，是许多患者感到比较困惑的问题。不少患者认为是医院过度检查，是浪费钱和时间。其实，再小的手术也是手术，这些检查是十分必要的。

最常做的血常规，主要关注红细胞、白细胞、血小板等数值，初步判断我们是否存在贫血、感染，手术过程中是否有出血倾向。

生化全套主要关注肝肾功能、电解质、血糖等。如果肝肾功能存在严重异常，有可能会导致手术的终止；电解质主要关注钠、钾、氯等离子，如果出现异常，需要饮食纠正或药物治疗；如果出现空腹血糖升高，需要评估是否存在糖尿病，糖尿病将会影响手术预后情况。

感染筛查主要是从乙肝、丙肝、艾滋病、梅毒等方面进行筛查，目的是不让传染病交叉感染。需要说明的一点是，检查结果如果是阴性，并不代表没有这些传染病，因为处于"空窗期"的传染病是检查不出来的。

之所以要查凝血功能、交叉配血、血型，是因为凝血功能

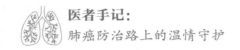
的检查结果可以反映身体的凝血状态，而交叉配血和血型是为了防止术中紧急输血提前做的。术中一旦出现大出血，再来做这两个检查显然来不及。所以，这三个检查是给外科手术保驾护航。

至于心电图和心脏彩超，主要是用于判断心功能状况，评估患者是否可以耐受手术治疗。心率无论是过快还是过慢，都需要调整到合适的范围才能进行手术。如果心脏有器质性病变，那就要谨慎进行，甚至禁忌进行手术。

肺功能检测也很重要，如果肺功能情况很差，手术不一定能顺利开展。

所以，做这些检查的出发点，是为了让医生对患者的身体状况进行全面了解，降低手术风险，确保手术顺利进行。

各项检查结果出来后，医生根据患者情况，确定是否需要动手术。如果确定需要手术，医生会和家属进行术前谈话。一沓《手术知情同意书》摆在家属面前，医生会逐条解释，手术中可能会出现多么严重的后果。

对于这份《手术知情同意书》，许多家属产生了误解。

比如曾有位家属，觉得就是动个小手术，现在用机器人实行微创，又不用剖开肚皮再缝合，能有什么危险呢？他指着风险告知中的"围麻醉期可能会出现急性大出血和失血性休克"这句话，激动地问我："这个麻醉我知道，我姐生孩子剖宫产动过手术，我前几年骨折也动过手术，从来没有事，你们不是都了解过的吗？怎么这次就会出现休克了？"

我回答："这只是说可能会出现风险，并不代表一定会出现。出现的时候，我们医务人员，会根据实际情况进行应对的。"

患者不解，越来越激动，他认为这是医院在"小题大做"，故意把手术风险夸大，推脱本该属于自己的责任。又认为这是一份承诺书，承诺里面出现的种种危急情况医生概不负责。还认为这是医院和患者签订的"不平等条约"……要不是患者儿子及时赶来，且在《手术知情同意书》上签了字，他差点就放弃了手术。

难道真的是医生"危言耸听"，故意把"小手术"夸张成"大风险"吗？并非如此。其实，术前谈话很重要。往大了说，可以直接决定手术是否顺利进行。

对此，我的理解是：

一是在我们医生看来，手术没有大小之分，只有成功的手术和失败的手术。不管"多小"的手术，我们都会当作"最大"的手术来认真对待。一个患者的手术失败，在我们的职业

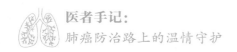
生涯中可能只占成功手术的几百几千分之一，但对患者或家属来说，就是百分之百。所以，手术前，我们会先考虑到最坏的结果，并提前做好各种应对，即使是在手术中出现概率很小的事件，也会事先考虑到。

二是有些家属口中的"小手术"，其实存在较大的风险。每个人的身体情况、基础疾病不一样，所以同样一个手术，对这个患者来说可能是小手术小风险，而对那个患者来说却可能是小手术大风险。所以，在网上查询这个手术风险很小，或者别人动手术很快很顺利，这些都仅供参考，并不意味着所有患者都是如此。

医生应当如实告知这些医疗风险。《中华人民共和国执业医师法》第二十六条第一款明确规定：医师应当如实向患者或者其家属介绍病情，但应注意避免对患者产生不利后果。

我们看一下一些比较常见的医疗风险：

麻醉意外。麻醉医师会在手术前一天，去病房探访患者，评估麻醉风险。但是，在手术过程中，仍然可能发生意外。比如：心跳过缓导致心搏骤停，一些麻醉药过敏导致休克，等等。

大出血。如果病灶部位侵犯邻近的大血管，在手术过程中，因为剥离肿瘤有可能导致大出血，进而危及生命。当然，大血管的破裂，也会增加出血的可能性。

胸内神经损伤（如喉返神经、膈神经）。喉返神经在进行淋巴结清扫时，可能会被误伤到。膈神经在肿物切除时，也容易被误伤。术中，医生会尽可能保护神经，但是意外仍时有发生。喉返神经损伤会导致声音嘶哑、呼吸困难，甚至使患者出现窒息。膈神经损伤会导致排痰无力、呼吸费力、严重的呼吸困难等。

低血压、心律失常。如果患者术前就有低血压、心律失常等基础疾病，手术过程中出现风险的概率会更大。

心搏骤停及呼吸窘迫综合征。这两个风险一旦发生，往往是致命的。所以心电图、肺功能、心脏彩超等检查，术前一定要做。如果有心肺相关的基础疾病，更是要谨慎对待。

其他一些难以预料的意外。手术过程谁都难以预料，无论多么先进的医疗设备，和多么高端的医疗水平，都没有办法在术前把术中患者的真实情况完完整整还原出来。有些意外，就连专业的医生都难以预料到。术前，主治医生会对病情做一个全面的分析和评估，通过完善术前准备、预估术中情况等，把手术风险和损失降到最低。虽然大多数患者能免于这些风险，但还是有一定的发生率，所以把手术过程可能存在的风险告知

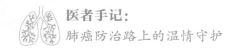
患者和家属，十分有必要。

如果患者自身身体条件比较差，或在急诊手术的情况下，会增加以上这些并发症的发生率。通常，患者在决定要不要手术时，是在手术带来的收益与风险这两者之间作权衡。如果收益远远大于风险，患者会选择动手术，反之则不动。

对于手术各个方面，家属其实不必过度担心。医生会选择最优的治疗方案，且尽最大努力来完成手术，让患者平平安安地离开手术台。

化疗的作用及误区

一个 10 岁的男孩，不幸患上癌症。化疗时，头上所有的头发都掉光了。10 岁的孩子爱美，并且有着强烈的自尊心，发现自己与其他男孩子不一样，便一天天磨蹭着，不愿去学校上学。

班上的同学得知男孩的情况后，便在一天早上，送了男孩一个特殊的"礼物"。他们将自己的头发剃光，与男孩一样光头，迎接着男孩的到来。甚至有几个女孩子，也剪光了自己的头发。男孩发现自己终于不再是"另类"，也不用再接受那些或惊讶或嘲讽的目光。他融进了班级集体，最终抗癌成功。

这是在杂志上看到的一个颇令人感动的小故事。在被这种"大爱"感动的同时，我们也了解到一个知识点：男孩的光头，也是在化疗时一个不得不接受的"礼物"。化疗期间，有的患者头发会大把大把地往下掉，直至掉光。所以，许多患者为了不天天面对如此"惨状"，干脆一开始就剃了光头。

除了脱发，有的还会不停地呕吐，直到吐出胆汁。许多患

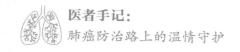

者都有这个感觉，在化疗期间，身体抵抗力下降，精神萎靡不振，做什么也打不起精神。

面对这些，我们不用过于担心惧怕。了解化疗产生副作用的原因，以及预防处理副作用的办法，就会坦然面对化疗。这样不仅能减轻痛苦，也能更好地达到预期效果，从而从肿瘤治疗中争取到获益最大。

所谓"化疗"，就是化学治疗。指通过一种或多种化学药物，杀死体内的肿瘤细胞，控制癌症病情的快速发展，降低肿瘤复发转移的概率，延长生存时间。化疗药物可以通过口服、肌肉注射、皮下注射、静脉注射等方式进入体内，随着血液循环，遍布全身的绝大部分组织和器官。

然而，由于体内的正常细胞和肿瘤细胞在代谢上不存在根本差异，所以化疗药物在杀死肿瘤细胞的同时，也会损伤体内正常的细胞，尤其是那些代谢比较活跃的组织细胞，包括白细胞、毛囊细胞等。一旦这些正常细胞被损伤，就会出现我们最常见的一些副作用，如白细胞下降所引起的免疫力下降、脱发、恶心呕吐、食欲缺乏等。

其实，这些正常的组织细胞，相对肿瘤细胞，更容易从化疗的损伤中恢复。这样，就会使得化疗药物对肿瘤细胞的损伤更为明显，从而达到杀伤、治疗癌症的目的。

关于化疗的副作用，人们有几个常见的误区：

一是只要是化疗，就会出现副作用。

这因人而异，并不是所有的癌症患者，在经过化疗治疗后都会出现副作用。每一种副作用的发生，都有一定的概率，并不是百分之百会出现。

而且同一种化学药物，在不同患者身上，出现的副作用也可能不一样。这位患者会脱发，而在另外一位患者身上，没有出现脱发症状，却疯狂呕吐。而且，同样的副作用，在不同的患者身上，出现的严重程度也各不相同。在有些患者身上比较轻微，反应并不大，而有些患者，可能表现得稍微明显一些。因此，不要因为看到别人出现严重的副作用，就害怕和恐惧，进而拒绝化疗。

二是所有化疗药物产生的副作用都是一样的。

脱发、恶心呕吐、腹痛腹泻……是不是所有化疗药物，都有这些副作用呢？不是的。有些化学药物可能会导致患者恶性呕吐，有些药物可能会导致脱发，有些药物则可能会使患者白细胞数量严重下降，导致免疫力下降，有的甚至没有半点副作用。

三是化疗药物产生的副作用越大，效果就越好。

有的患者化疗副作用较小，便担心是不是化疗效果较差。

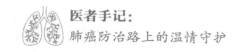
化疗药物中，如多柔比星、环磷酰胺等药物，随着剂量的增加，疗效也会相应地提高，还可能在一定程度上克服肿瘤细胞耐药性这一"不足"。如果化疗药物剂量增加，所产生的副作用就有可能会加大。所以从这个角度来看，化疗药物所产生的副作用越大效果就越好，有一定的道理。

但是，很多化疗药物的副作用与疗效并不完全呈正相关。如尿嘧啶、长春新碱等药物，当药物剂量超出一定范围后，疗效并不会再增加，反而毒性反应会明显增加。所以，化疗的副作用跟药物剂量相关，但跟疗效并没有直接的相关性。

好的化疗方案，可能会给患者带来较大的副作用，但不是说副作用越大，疗效就越好。副作用过大，会把患者治垮，而能把患者治垮的方案，显然不是好的治疗选择。理想的化疗方案应该是疗效好、副作用小。

那么，如何正确面对化疗所带来的副作用呢？

调整好心态，积极面对化疗。很多癌症患者都有这样的体会，一进化疗室，甚至还在化疗室门外，就开始觉得恶心，全身不舒服，这其实是一种不良的自我心理暗示。化疗虽然会带来副作用，但也没有想象中那么可怕，因为化疗的最终目的是杀死肿瘤细胞。比起这些副作用，化疗治疗肿瘤的效果显然更好。

我们可以在心里想象这样一幅画面：体内的癌细胞，是一个个敌人，化疗药物则化身为强壮的战士。他们拿着威力无比的手枪，对准癌细胞，一个不留，全部击杀掉。我们体内的"敌人"被消灭，收回了被占领的领地。我们在这领地上，栽上绿树鲜花，焕发出盎然生机。这样积极的心理暗示，能够有助于减轻副作用的影响，也对病情好转有着积极作用。

科学降低化疗副作用的发生。化疗期间服用止吐药物，能够明显降低恶心、呕吐等副作用的发生概率。使用材质较软的梳子，温和无刺激的洗发液，或者戴冰帽，可以减缓脱发。即使头发全部掉光，也不必害怕。不要小瞧我们身体的修复能力，在化疗结束后 3～6 个月内，头发会重新长出来。

有针对性地合理饮食。化疗会对肝肾功能、胃肠道细胞产生损伤，进而引起严重的副作用。所以在化疗期间，患者的饮食调理也是极为重要的。

针对化疗中常见的一些副作用，我们要采取相对应的饮食：

出现气血不足的情况。在化疗期间，有些患者的血小板和白细胞数量会下降，会感觉头晕乏力、脱发、心慌气短等，这是气血不足的表现。此时宜多吃瘦肉、猪肝、鱼、桂圆、菠菜等，这些食物富含铁质，可以供给身体足够的造血原料。

出现恶心呕吐的情况。恶心呕吐，是化疗患者常见的一类

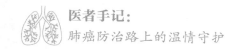
副作用。患者宜多吃易消化的食物，如面条、五谷粥等；同时多吃一些健脾开胃的食品，包括山楂、陈皮、香菇、萝卜等。生冷的食物要少吃，如西瓜、黄瓜、茄子、芹菜等。因为这些食物，可能会加重腹泻等症状。另外，油腻的食物不易消化，也要尽量少吃。

出现口腔溃疡、口腔炎、大便干结、尿黄等不良反应。这样的患者，平时应多喝水，多吃新鲜瓜果蔬菜等高纤维食品，少吃辛辣及煎、炸、炒类食物。

我们要注意一点，化疗阶段恶心呕吐严重到吃不下食物时，不要硬吃。我们知道，化学药物会引起消化道反应，如胃肠道黏膜损伤、水肿等。表现出来，就是我们的身体会"拒绝"接受食物。其实，这是一种机体对胃肠道表皮细胞的"自我保护"反射。如果强行进食，可能会加重损伤。可以少食多餐、先稀后干、循序渐进。

还需提醒一点，化疗后的体育锻炼，也要量力而行。化疗后是免疫系统最薄弱的时期，过度消耗体力反而不利于康复。因此，运动应根据自己的具体情况，循序渐进进行。

患了肺癌，需要花多少钱？

不知谁说过一句话：许多人，年轻时不注意身体，拼命地赚钱。年老时身体出现了状况，再以钱换命。生一场大病，可能会把一辈子的积蓄搭上，出现"一夜返贫"的现象。有的甚至还要卖房卖车或者借钱治疗才能维持生命。最可怕的一种结果是，钱花了，人也没了。

许多人关心得了癌症后，治疗费用是多少。以肺癌为例，如果是早期手术治疗，需要3万～5万元。如果采用微创腔镜或机器人外科手术，是5万～7万元。有的患者在肺癌手术之后，还需要配合辅助化疗，至少需要4～6个疗程，每个疗程的费用在8000元左右。如果选用进口药物，费用会更高。基因检测每一项约7000元，靶向治疗的费用，每个疗程需要1万～2万元。还有后期吃药和检查的费用，等等。

这些费用，对普通家庭来说，的确是个不小的负担。许多普通的打工族戏称自己是"负翁"，每天一睁眼，就面临着房

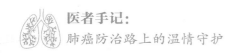
贷、车贷，孩子的奶粉钱、尿不湿钱等，自己片刻不敢懈怠，每天在为生活奔波。他们的收入只能维持平常生活，并没有多少积蓄。一旦自己或家人查出重病，就会处在进退两难的境地。

医院里，几乎每天都上演着生离死别和人情冷暖。有的患者不愿"人财两空"，自己选择了放弃。有的患者，真切地体会到了"不敢生病，更不敢生大病"。有的患者上有老下有小，确诊肺癌只能拖两年再治疗。

有的家属，不管患者有着多强的求生欲，不愿花钱动手术，不愿花时间照顾，不管不顾地让患者出院回家。有的人，孩子的婚嫁和自己生病同时到来，一份积蓄，解决不了两个问题，宁可把积蓄拿出来给孩子买房买车，让他们有好的生活，也舍不得花钱为自己"买命"。

···········

只有在医院，才能体会到什么叫真正的贫穷。只有在医院，才能真真切切体会到钱的重要性。许多人这样想，有钱人有有钱的过法，没钱人也有没钱的活法。别人吃鱼我喝汤，别人吃肉我啃骨头，别人一年买几十件衣服，我大不了一件衣服穿几年。如果没什么突发状况的话，这话没问题。但是一旦进了医院，什么也不会打折扣。病情不会允许你，做不起胸部CT，那就做便宜点的胸片；病情不会允许你，做不起大手术，那就退而求其次做个小手术……对于患者来说，钱很重要，有时候钱就是命。听起来也许有点残酷，却是活生生的现实。

在医院，这个离生命终点很近的地方，也是折射着人性的地方。

几年前，办公室的门被推开，一位中年妇女搀扶着骨瘦如柴的中年男子，身后跟着一位提着行李箱的年轻小伙子。他们站在门口，眼巴巴地望向室内穿白大褂的医生——他们在我们身上，寄予了生命的希望。

我们了解到，中年男子在当地医院确诊为晚期肺癌后，听从主治医生的建议开始化疗、放疗和靶向治疗。刚开始几个疗程还比较顺利，后来，他的身体便有些吃不消，走一段路就喘得厉害。随着这种情况越来越多，才来我院住院治疗。

住院手续办好后，详细了解病情时，大约见我和她儿子是同龄人，中年女子打开了话匣子："辛辛苦苦累了这么多年，本以为孩子大了能享享清福，谁能想到老头子来了这一出。给他治病，花光了家里所有的钱。关键是这病它还治不好，是个填不满的无底洞，以后还不知道要花多少钱在里面呢！想到这些，我晚上就睡不着……"

面对这种情况，我不知道该如何回答，只能沉默。中年女子继续吐槽着她心中的不快："有时，真希望老头子早点死，

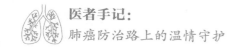
这样负担就能减轻很多。他要是没了，儿子也能早点结婚。再说，我现在还年轻，还想好好过下半辈子……"

谁能想到，搀扶着丈夫，对他温言细语颇为照顾的爱人，心里真正的想法是这样的呢？

我们也曾见证过一场特殊的"吵架"。

一位面色蜡黄的老太太，身体不舒服来到医院。陪着老太太来的，只有儿媳妇一个人。需要进一步做 CT 检查时，儿媳与婆婆在病房里大吵起来。老太太死活不愿再花钱检查，儿媳却执意继续检查。

儿媳见老人情绪激动不听劝，对医生说："医生，您别听我妈的。该做的检查还是得做，您尽管开，治病要紧。"

老太太哽咽道："自从我儿子走后，你就为这个家奔波劳碌，受了不知多少苦。你每天起早摸黑地去赚钱，赚的可都是血汗钱呀。妈这个病不是很要紧，咱们今天不治了，回家。"

"钱没有了可以再赚，人的命可就只有一次。"儿媳激动起来。

老太太抹着眼泪："是妈没用，是妈拖累了你。我们全家这辈子都欠你的，不知道啥时才能还得完。"

儿媳也哭了："妈，你可别这样说。虽然我是你的儿媳妇，但我一直把你当作我的亲生母亲。"

两个人抱着痛哭起来，办公室陷入静默之中。我注意到，全程听到争吵的护士，轻轻擦去了眼角不经意流出的眼泪。

那束人性的光辉，照亮了我们的病房。

对于经济不宽裕，因为治疗费用苦恼的家庭来说，我们还有一条渠道，就是求助社会。

一位中年男性患者，因为"咳嗽咳痰2个月"入院，查胸部CT发现右上肺有一个4厘米的肿块，通过经皮肺穿操作，病理检查确诊为肺癌。幸运的是癌细胞还没有向远处转移，也就是说还有手术的机会。

患者和家属同意做手术，但由于费用一直没有到位，手术也一拖再拖。最后家属找到我说，非常想做手术，但他们几乎借遍了所有认识的人，还是没有凑够手术费。眼见在医院待一天，又多一天的费用，于是，他们夫妻俩商量，要出院回家。

很多患者想手术都没有机会，他如果不抓紧时间动手术，这个机会就转瞬消失。我建议他们去网络上发布求助信息筹集手术费，那样，手术费的缺口，有可能被补上。

后来，这位患者筹集到了三万元。动了手术后，恢复情况良好。

除了求助社会之外，我们还可以做到未雨绸缪，这种方式就是保险。

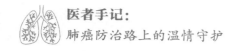
一个朋友的母亲，前几年确诊为肺癌。他说，他最庆幸的是，当初给自己的父母买了一份癌症险。

朋友姐弟两个，两人都有两个孩子，处在上有老下有小的年龄。两家除了房贷、车贷和生活所需，每月工资所剩无几，根本没什么积蓄。姐姐转行从事保险工作后，了解到现在患癌的人不少，意识到了保险的重要性。他们两人挤出一些钱，给父母买了一份只针对癌症的保险。一旦确诊，马上给付15万元。

当时，他对此还颇有微词。认为自己父母住在乡下，那里空气好，水质清，吃的是自己养的鸡鸭鹅，自己种的无公害绿色蔬菜。这样的人，不可能会得癌症。买份癌症险，不是浪费吗？

哪想到，三年后，母亲确诊肺癌。姐姐当即把相关资料报给保险公司，没用几个工作日，15万元便打到银行账户上。母亲如期上了手术台，手术也很成功。这15万元，解了他们的燃眉之急。手术的费用，加上术后吃药检查的费用等，开支了三年多，至今还有剩余。

朋友说，通过这件事，他明白了许多。富人不差钱，不会因为钱烦恼。越是家庭条件一般的人家，越需要保险。

许多人对保险不以为意："要是用不到，那份钱不是白花了吗？"

这样最好。我们最大的希望，就是家人都健健康康平平安安。希望我们买的保险，一辈子都不会用到。

保险的意义，就是建立一个防火墙，提供保障。一旦有事，它就是一颗定心丸，不至于动摇家庭生活的根基。有保险，我们不需要卖车卖房去治病，患者也不会因经济上"拖累"家庭而内疚，可以放心大胆地治疗。

我国医疗体系越来越完善，不少治疗癌症的药物也纳入了医保的范畴，个人负担的部分相对减少很多。即便如此，个人承担的部分，对普通家庭来说，依然有一定的压力。何况，有的药物，需要自费。

俗话说，靠人不如靠己。趁着身体情况还可以的时候，有选择地买份疾病险，是非常有必要的。

医治癌症的"良药"

刚参加工作那年，遇到一位患者，令我的心灵受到极大震撼。

那个患者是同事的老乡，感觉身体不舒服，来我院就诊。检查结果出来，确诊为肺癌，需要住院治疗。患者得知真相后，脸色灰白，说要先回家看看。晚上，她在床上辗转反侧，直到半夜也没睡着，起来在院子里溜达。她内心无法接受患癌的事实，感到万念俱灰。看到墙角的农药，这位患者就抄起来打开瓶盖，一仰脖子灌了下去。等家人发现时，人已经凉透了。

我们听说后，都唏嘘不已。人的生命如此宝贵，怎么就如此轻易地放弃呢？可能在患者的认知里，患上癌症，就是与死亡画上了等号。

随着科技的发展，现在的医疗技术和条件都已经大大提高。就拿发病率和死亡率最高的肺癌来说，确诊后活过十几年甚至二十几年的例子，也数不胜数。

事实上，癌症无论降临到谁的身上，起初都会难以接受。患者的反应从心理学的角度来说，分为五个阶段。

第一阶段是拼命否认期。患者看到病理单上出现"癌"字的时候，不相信自己会患上癌症。往往会去更大的医院检查，希望能出现奇迹。第二阶段是悲痛期。经过多方检查确诊后，患者不得不接受现实，但表现得异常愤怒和悲痛。第三阶段是合作期。患者心理开始慢慢趋于平静，积极配合医生治疗。第四阶段是厌世期。一段时间的治疗后，家里的经济压力和自己要经历的身体和心理的双重创伤，使患者变得消极厌世，有的会放弃治疗。第五阶段是接受期。患者最终意识到，否认、悲痛、哭泣都是徒劳，只有接受现实，以乐观积极的心态来治疗和生活。

那些生存期长的患者，大都能快速跨越前四个阶段，来到第五个阶段。我曾经历过一件堪称"惊悚"的事情，故事的主人公，就是这样一位患者。

那天查完房，远远听到一个爽朗开心的声音。这位患者的声音很有辨识度，我印象很深。三年前，他就被大部分医生判了"死刑"。当时的他已是肺癌晚期，病情并不乐观，专家会诊时，都一致认为，他最多有半年的生存时间。

然而，他不仅奇迹般地活了三年，且各项指标十分稳定，

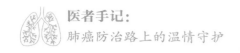
精神面貌也极好。我们很好奇，问他有什么秘诀，这几年是怎么过来的，能分享点抗癌小妙招吗？

他哈哈一笑说："我自己，倒真没刻意做什么。"

他说他心态极好，很快就接受了现实，不再每天纠结恐惧。除了听从专业医生的话，按时规律化疗外，其余时间从没当自己是个患者。活一天，就要让这一天快乐地度过。所以，他并没有把过多心思放在他的疾病上，而是放在许多积极的方面。比如：吃美食，和病友们分享生活，听相声，看书……

他的生活也极为规律。每天早上5点起床，骑行一个小时到郊外。在郊外的新鲜空气中练一小时太极后，再骑车回家。白天和正常人一样生活，晚上在饭后还会散步一个小时。

值得一提的是，他有一位理解他、照顾他、配合他的"贤内助"。在接受放化疗期间，免疫力相对较低，妻子会根据天气和他的身体情况，为他增减衣物，避免他受凉诱发感染。他化疗掉了头发，成了光头，妻子也与他开玩笑，说家里可以不用灯泡了……

我们坚持问他认为哪些方面最受益，他想了想说："是坚持运动。"

我们主任从医多年，见过无数癌症患者。他说，那些活过十几二十几年的患者，大都喜欢适宜的运动。

癌症发生的根本原因，就是人体免疫力下降，无法抑制正常细胞变异为癌细胞。而提高免疫力最简单、最有效的方法，就是进行运动。运动能让人体分泌多巴胺，而多巴胺会令人感到愉悦和快乐。美国、英国等许多国家的医学界曾有人主张，将进行运动作为治疗癌症的主要方法之一。

除了运动外，患者的心态也极为重要。有一位患者，在我院做胸部 CT 检查时，发现左上肺长了一个大小约 1 厘米的结节。后续做了肿瘤标志物等检查后，被高度怀疑为肺癌。这位患者瞬间满眼绝望，嘴上连声喊着不可能。他不理解，自己不吸烟不喝酒，癌症怎么会降临到他的身上。回到家后，这位患者茶不思饭不想，整夜地睡不着。三个月后，就离开了人世。

事实上，这样的患者大有人在。不知道自己患癌时，活得精气神十足。一旦知道自己患癌，整个人马上就会垮掉。据统计，在死亡的癌症患者中，约三分之一的人是被吓死的。

人心里的意念是一个看不见摸不着的东西，却不容小觑。有一个流传甚广的小故事：在一个安静的房间里，拿一个死囚做实验。他们蒙住他的眼睛，捆住他的手脚后，用刀在他手腕上划了一下，说要给他放血。随即打开水龙头，让死囚听到放水的声音。随着时间的流逝，死囚感到自己的血要被放干了，绝望地死去。事实上，他的手腕上，并没有出一滴血。他，是

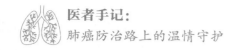
死于内心的恐惧。

很多癌症患者也是这样，并不是死于癌症本身，而是死于对癌症的无知和高度恐惧，以及恐惧本身带来的盲目应对。有几类患者，让作为医生的我们，也深深感到无能为力。

一种是刨根问底型的。我的一位患者，得知自己肺部有结节，心态很不稳定。他化身为小问号，想知道这结节是怎么来的，长什么样，和癌症有什么不同，等等。报告上一个普通的医学术语，也要缠着我不停地追问，打破砂锅问到底。他在网上拼命搜索相关信息，咨询一些所谓的"专家"和"大咖"，得不到明确的答案，就开始陷入恐慌。他的肺结节，本来就是个小毛病。如此"大动干戈"，反而增加了患癌的可能。

一种是焦躁不安型的。和前文那个令人"惊悚"的患者病情差不多的另一位患者，从确诊为肺癌晚期的那一刻起，心情就变得恐惧焦躁，一直四处求医。在我们医院治疗出院后，随即又去了上海的大医院，化疗后感觉效果不明显，便马不停蹄地奔到北京协和医院。在协和医院治疗后，同样发现也没多少作用，干脆乘飞机到香港寻求治疗机会。在香港，有人向他推荐一些还没上市的靶向药，他立马去买。令人遗憾的是，不到半年的时间，他就离世而去。纵然对这世间充满各种不舍，死神的脚步却没有为他停留半步。

比起那些情绪焦躁四处求医，以求有更好效果的患者，我们发现，有一类"无为而治"型的患者，自己什么也不懂，反而治疗的效果会更理想，活的时间也更长。

我们有一个来自农村的患者，是个文盲。在近 70 年的人生里，一直在村子里生活，很少见到外面的世界。她检查确诊为肺癌晚期，儿女为了不让她有思想负担，哄她说身体有一个小问题，动个小手术就会痊愈。检查结果和各种报告就在病床边的小柜子里放着，她不识字，从来不看也不问。儿女说什么，她就信什么。自始至终，她情绪上没有太大波动。从手术台上下来后，她打针吃药都极其配合。一直笑呵呵地说，打打针很快就会好了。她想快出院回家，老伴和院子里的鸡鸭鹅都等她回去呢！回到村子后，她每天侍弄着小菜园，做着一日三餐。她知足常乐，每天笑呵呵的，说老天给了她一个小劫，她挺过来了，就要争取活到一百岁。从确诊到现在，已经过了十几年，还活得好好的。

我们不禁感慨，从某些方面来说，"无知"其实也是一种极大的福气。

从这些例子我们可以看出，保持良好的心态有多么重要。同样的疾病，因为患者应对病情的方式不同，便有了截然不同的结果。

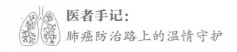
　　这给当时刚出校门的我，上了难忘的一课。对患者，我不再轻易说放弃，也不会轻易给他们判"死刑"。

　　癌症虽然可怕，但并非是不治之症。那些小小的癌细胞，也有它害怕的东西。那就是乐观、坚强。你强他就弱，你弱它就强。不用太在意身体的这个"敌人"，学着在战略上藐视它，在战术上重视它，学会与它们和平相处，共存共生，让它们成为生活的一部分。内心有着强大的信心和毅力，科学治疗，辅以合理的运动，死神也会望而却步。

第三章

如何『带癌生存』

和生存时间相关的八大要素

几乎每天，都会有确诊肺癌的患者或家属问："夏医生，您看查出了这病，到底还能活多久啊？"

关心生存时间长短的问题，有的是在权衡，如果生存时间短，那么多的手术费用是否值得；有的想知道生存时间长短，是想完成患者的心愿；有的是想看看，有没有更好的渠道和办法……

关于生存时间的问题，我的回答是因人而异。肺癌患者的生存时间和生存质量，主要取决于肺癌的预后。

所谓预后，是指通过临床观察和分析，根据经验预测疾病的发展情况。对于医生来说，最要紧的就是预见能力的培养。干预治疗预后的情况，是衡量医术水平高低的一把尺子。

疾病预后与很多因素有关。比如患者体质、年龄，治疗时机，疾病的发展程度，医学水平，医生的个人能力，患者是否正视疾病或对疾病的认知能力，是否继续治疗，等等。

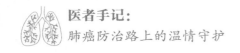
有些因素是无法抗拒不可改变的，如患者年龄、基础情况等。有些则需要早期干预才可以改善，如早发现、正视疾病，早干预早治疗，都有利于预后往好的方向发展。

那么，我们可以通过哪些方面，了解肺癌患者的预后情况呢？

一般来说，影响肺癌患者生存时间有以下八大因素：

患者的免疫力。机体自身的抵抗力能抗衡肿瘤的侵袭，也就是意味着免疫力强的肺癌患者，相比于免疫力低下的患者，更能承受住肿瘤的侵袭。换言之，免疫力越强，预后相对越好。

肿瘤所在的位置。部分肺癌患者的肿瘤位置在靠近左侧腋窝上边的那四分之一。这个位置的肿瘤容易进入锁骨淋巴结，可能会导致预后相对较差。

肿瘤的大小。根据肿瘤的大小，可以判断出患者的预后好坏。一般情况下，肿瘤越大，预后越差；肿瘤越小，预后越好。

肿瘤的分化程度。一般来说，癌细胞分化程度越高，恶性程度越低，预后相对越好；癌细胞分化程度越低，恶性程度越高，预后相对越差。

肿瘤的生长速度。肿瘤生长速度，与患者的预后也有一定的关系。如果肿瘤生长速度相对较慢，患者的生存时间就会相对较长。如果肿瘤生长速度过快，患者的生存时间就会相对较短。

肿瘤侵犯的范围。一般来说，肿瘤侵犯的范围越大，患者预后情况就相对越差。

有无淋巴结转移。淋巴结的转移情况，一直都是衡量患者预后好坏的重要指标之一。如果转移了，预后情况就差。

其他因素。是否吸烟、年龄等因素，也会在一定程度上影响预后情况。一般来说，烟龄越长、年龄越大，预后越不好。

以上列举的八大因素，都是与肺癌患者预后情况相关性较强的，但不是绝对的。

我们对肺癌晚期患者家属通常会说这样一席话：患者虽然已经到了晚期，目前没有手术可能，但是现在医学那么发达，即使不能手术治疗，还有化疗、放疗、靶向治疗、免疫治疗等一系列方法，效果都还不错。患者身体状况还可以，没到直接放弃的地步，如果积极治疗，说不定有奇迹发生……

对任何一个患者，医生都不敢把话说得太满。因为，这些是根据患者现阶段情况做出的判断。如果患者自身方面的因素发生了改变，生存时间也会变化。

这也就说明了，为什么有的患者，明明被医生判了"死刑"，被断言生存的希望不大，自己硬是从"近在咫尺"的死神手中逃离，活过了一年又一年的。

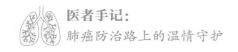
被誉为"我国抗癌成功第一人"的凌志军，2007年查出肺癌，晚期。他身上的癌细胞已经向全身扩散，医生说已经失去手术价值，活不过三个月。但他不相信自己就此被判了死刑，执意要求医生手术切除了肺部最严重地方的肿瘤，租了郊区的小院，告别了繁忙的工作，每天做自己喜欢的事情：听相声、运动、摄影等。后来去复查，发现肿瘤有缩小的迹象。他对于抗癌有了信心，更加积极地生活。2012年，在确诊肺癌五年后，他的癌胚抗原指标回归正常。

像凌志军这样的奇迹，我们身边也同样不少。

曾有一位肺癌晚期患者，是位非常成功的企业家。在确诊肺癌后，他突然意识到生命的珍贵，也意识到自己的生活方式有问题。

生病之前，他心里始终把工作排在第一位。每天起得比鸡早，睡得比狗晚，休息日更是很少休息。甚至在睡梦中，梦见的也多是工作上的事情。铺了这么大一个摊子，想停下是很难的。再说，长江后浪推前浪，他可不想被拍在沙滩上。

他忙到什么程度呢？有时候，充当早餐和午餐的仅是一个简单的盒饭，吃完这个盒饭，直到下午四五点，还没能再吃上一口。他的电话二十四小时开机，下属有紧急事情随时汇报。在公司面临一些重大事情时，几天几夜只睡几个小时，也是常事。困了累了，就抽支烟提提神，靠在椅子上打个盹儿，起来继续工作。

我们都知道，汽车跑到一定的公里数，都要进行保养。那些铁打钢铸的大型机器设备，过一段时间，也需要检修保养。一个人，这样不停地连轴转，很容易出现问题。他虽然取得了世俗意义上的成功，却失去了最宝贵的健康。要是病情发展到一定程度，哪怕搬一座金山来，也不能让一个人多活哪怕一秒钟。

确诊后，这位企业家毅然决然地退出公司的经营管理岗位，开启一种新的生活方式。每天的生活，不再是订单、生产、客户、应酬，而是变成了和病友交流心得、大笑、运动。几年后，他的病情基本稳定了下来。

他深有感触地说，得了一次病，算是活明白了。如果还是像以前那样，每天顶着巨大的工作压力，不顾惜自己的身体，过着要钱不要命的生活，那他现在，坟头草恐怕得有几尺高。

对于患者来说，癌症既然已经降临在头上，这个事实已经无法改变，要做的是尽快调整心态，学会积极地与癌症共处，接受"带癌生存"的生活方式。

需要补充的一点是，所谓的"带癌生存"，不是不进行任何治疗，而是在积极配合治疗的基础上，尽可能地调整自身状

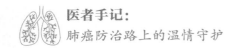

态，回归相对正常的生活。

那么患者该如何"带癌生存"呢？

首先，要清楚自己患的是哪种癌症，治疗后需要面对哪些情况。不同的癌症，治疗方法是存在一定差异的。出院时，医生会告知相关注意事项，这些一定要牢记于心，身体力行。

其次，清楚什么是带癌生存的"正常状态"。患癌后的生活，不可能和以前完全一样，所谓的"正常状态"也是相对而言。生活中会有不少变化，比如有些事情不能做，有些东西不能吃，生活节奏也要重新调整，例行服药、定期复查会成为日常生活中重要的一部分，等等。

最后，尝试用以下方法来克服恐惧，调整心情，与癌症和平共处，带癌生存。

坚持锻炼。咨询专业医生，自己适合做哪些运动，从中找到适合自己的，每天坚持，让运动分泌出的多巴胺与癌细胞战斗。

多与朋友沟通。找个值得信任的朋友，约个合适的时间，敞开心扉，将自己内心的孤独、愤怒和恐惧说出来，这样有助于缓解不良情绪。一定要找个能正向沟通的对象，如果对方只能带给你打击，让你心态更加消极，那就远离对方。

以积极的态度去工作。当开始回归到"正常"的工作当中时，一定要以积极乐观的态度去面对。当然，每个人都有脆弱的时刻，我们要给自己的负面情绪留下一定的时间和空间。

转移注意力。对癌症病情过于关注和胡思乱想，是许多患者控制不了的。这时，可以去做一些自己一直想做，但由于各种原因未做的事情。不要再拖，就是现在。从现在开始，把想要做的事情列个计划，一步步去实施，不给人生留下遗憾。当然，这些事情要具有可行性，且无论对自己还是他人，都是有利无害的。比如有位网红抗癌妈妈，确诊癌症后，列了自己要完成的 100 项心愿清单。小到生活中的一点一滴，比如亲吻睡梦中的孩子，为家人好好做一顿饭，大到去梦想中的远方旅行，等等。

做点颇有成就感的事情。比如，你已经明白了吸烟的害处，在自己戒烟的同时，也可以向身边的人们科普吸烟对身体不好，劝说周围的朋友不要吸烟。

总之，凡事往开处想，往好的方面来做。奇迹已经在很多人身上发生了，你，可能就是下一个。

饮食的宜与忌

一位肺癌患者，手术非常成功，预后较好，都认为再活十年八年，完全不成问题。没想到，这位患者在一年半后就离世而去。最重要的原因，就是在饮食方面极不注意。

出院时，我们叮嘱她，要少食多餐，不要吃凉性食物。她当面点头答应着，可转眼就抛到脑后。回到家吃饭，她吃完一大碗米饭后，还要像以往那样，再盛半碗。儿子忍不住提醒她："妈，医生都说了，要少吃。您要是中间饿了，自己做点吃就行。"她不以为然："我都动手术了，已经好了。你这是心疼我多吃呢！不让我吃，我偏吃！"仿佛和儿子置气一般，本来想盛半碗的，却盛了一碗，并且气鼓鼓地吃光。

患者因为暴饮暴食离开这个世界，令人十分惋惜。这本是一个可以避免的悲剧，但就是因为嘴上没控制住，从而导致功亏一篑。

患者出院时，我们会叮嘱他们要养成这样的饮食习惯：不要等到饿了才吃东西；要少食多餐；每天有规律地、在固定时间进食；最好在手边准备一些小零食；打造好胃口，鼓励自己进食；等等。

这些话，看似轻描淡写，是有一定的科学道理的，千万别以为只是医生随口一说，当成耳旁风。

那么，癌症患者在手术、放化疗、吃靶向药后，在饮食方面还有什么需要注意的吗？能吃什么，不能吃什么，如何能吃好吃健康，有利于康复呢？

在此有以下建议：

多食用蛋白质含量高的食品。患者宜保持饮食清淡，并不是不吃肉、鱼什么的。相反，要多吃高蛋白质食品，加强营养、增强免疫力。如鱼、瘦肉、奶类、动物肝脏、全熟水煮蛋等，少吃加工肉、红肉。

适当加盐、少放点油。患者吃的饭菜，可适当放点盐，还可以通过加入适量姜蒜、酱油等提味，来刺激食欲。

多食用一些高纤维的食物。患者在接受治疗后，可以多食用一些高纤维食物，促进术后伤口的愈合。如坚果、谷物、豆类等。多喝水，多食用新鲜的水果蔬菜。

远离磷酸盐类添加剂食品。《美国呼吸和急救医学杂志》上发表的一篇文章这样写道：磷酸盐类食品添加剂不但会促进

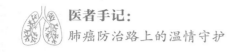
肺癌的发生，还会加速肺癌细胞的生长。所以肺癌患者一定要少吃磷酸盐类添加剂食品，如巧克力、冰激凌、可乐、柠檬汽水、番茄酱、蛋黄酱等。

治疗后，许多患者感觉吃不下东西，或者不想吃东西，这也正常。

治疗期间，尤其是放化疗所带来的一系列不良反应，会导致癌症患者味觉减退甚至消失。发生味觉障碍时，会严重影响食欲及消化功能。这些不仅会使患者无法享受到品味美食的生活乐趣，也会使身体无法吸收营养。

我们可以尝试以下几点，激发食欲：

避免吃苦味的食物，比如青江菜、苦瓜等。治疗会使患者对苦味的敏感度增加，苦味食物强烈地刺激味蕾，会使患者反应激烈。患者所吃的药物，大多也是苦的。建议有胶囊的尽量吃胶囊，如果是片剂可以通过糯米纸包装的形式服用。在一定程度上，这两种方式可以减少因苦味导致的呕吐。

适当吃点酸的食物。治疗后，患者对酸的敏感度大大减弱。山楂、酸杏、泡菜、酸萝卜等可以适当尝试。也可以在其他食物中添加柠檬，以加强酸味，带动食欲。还可以适当增加一些开胃健脾的食品，如萝卜、陈皮等。

适当摄入一些富含蛋白质的食物。尽量别吃带腥味的海鲜，可吃诸如蛋类、豆腐、鸡肉等，以此来促进食欲。

进餐前可以通过漱口减少口腔异味和增加口腔湿润度。湿润、清洁的口腔，能增加食物的鲜美味道，刺激味蕾。

可用汤汁、肉汁等来增加食物的湿度。患者容易口干，口干会导致食物在口腔内的味觉改变。可食用软烂点的食物。在进餐前，可先喝点水。进餐时，可适当多吃一些新鲜蔬菜。

部分接受含铂化疗药物的癌症患者，进食时经常会感到食物中含有金属或者口腔内有金属味，可在食物中添加一点柠檬汁或吃微酸的糖果。平时炒菜时，最好使用非金属锅具。用餐时，也避免使用金属的餐盘、筷子等。

另外，许多患者询问过：听说甲鱼、羊肉等"发物"，会导致肿瘤复发，到底能不能吃？

在中医和西医的教科书里面，其实没有发物的具体概念。所谓的"发物"，就是民间的一种说法，一般是指那些特别容易诱发某种疾病，或者加重这些疾病的刺激性食物。

打个比方，有些人吃完海鲜后全身会起皮疹，或者嘴肿，甚至还会出现喉头水肿、呼吸困难等，导致过敏性休克。对于这些人来说，海鲜就是发物。而对于吃海鲜不过敏的人，海鲜就不属于发物的范畴。

那么，癌症患者到底能不能吃发物呢？

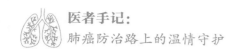

答案是不能吃。因为吃了会过敏，甚至会有生命危险。而且，不仅癌症患者不能吃发物，正常人也不能吃。但是，如果你对任何食物都不过敏，当然可以大胆随便地吃。到目前为止，没有任何研究证明，所谓的"发物"，会导致肿瘤的复发与恶化。

癌症是一种消耗性疾病，到了后期，许多患者都可用"骨瘦如柴""皮包骨头"来形容。它消耗，我们就要多补充。如果只是单纯地为了忌口"发物"，而不敢摄入营养，造成营养不良，影响康复效果，那不是得不偿失？如果患者没有摄入足够的营养，如何提高自身的免疫力？又如何去与癌细胞抗衡？

民间所谓的"发物"的说法，是没有任何科学依据的，癌症患者的饮食还是要以均衡为主。谷类豆类、蛋白质类、蔬菜水果等都要适当吃，各类营养都要及时补充。平衡膳食，均衡营养，少食多餐，高蛋白，高维生素，适当热量，低脂低盐。少吃煎炸油腻类、烧烤腌制类及精制甜品。少吃快餐、夜宵、垃圾食品等。

有的患者，实在吃不下东西，那就需要营养支持治疗，服用一些补品和保健品。

癌症患者同正常人一样，如果不及时补充营养就会导致营养不良，从而降低机体免疫力，严重影响康复效果。

　　需要强调的一点是，保健品中营养物质的主要作用，是通过增强免疫功能和健壮体格，来达到通过体内的免疫系统抑制肿瘤生长的目的。目前，还没有确切的证据，证明营养物质可以直接对肿瘤细胞有杀伤作用。

　　我们在选用补品和"保健品"时，应该注意以下几点：

　　一是目前市面上所有的补品或者保健品，都没有治疗肿瘤的作用，它们只是辅助的治疗手段。

　　二是通过饮食来补充营养应永远是最主要的，补品是次要的。

　　三是不宜"大补"。比如每日大剂量使用补品，或多种补品一起使用。这样，不但起不到积极的效果，反而可能起负面作用。

癌症晚期，如何面对疼痛、感冒和失眠

癌症晚期的癌细胞肆虐至极，令患者痛苦不已。疼痛、感冒和失眠，是许多患者要直面的三座大山。无论是患者还是家属，在面对这几座大山时，内心都是矛盾的。

"夏医生，我不想看到我妈这么痛苦，不想看到她每天晚上痛得睡不着，好不容易睡着，没过多久又被痛醒。医生，有什么好的解决办法吗？"一位患者的女儿，像很多家属一样，咨询我这样的问题。

表面上，这位母亲的求生欲望十分强烈。每天晚上躺在床上，都希望能再睁开眼睛，看到明天的太阳。但她私下对我说："医生，这样太受罪了。为了她们，我才想活着。"

娘俩的感情很深，看着母亲被折磨得如此难受，女儿心如刀绞，恨不得自己去代替母亲承受疼痛。很多时候，当着母亲的面，女儿耐心劝慰，可是转眼，又忍不住泪流满面。

一方面，她希望自己的亲人能在世上活一天，再多活一天，因为一别，今生今世就永不会再见；另一方面，她又有深深的不忍。

很多癌症患者，像这位母亲一样，不得不面对一个难题——癌症所引起的疼痛。

我们根据疼痛的程度，把疼痛分为三级：轻度的可以忍受的疼痛，中度的明显疼痛，重度的剧烈疼痛。

部分癌症患者虽然有疼痛感，却可以忍受，并且不影响正常的生活，睡眠也不受太大的干扰。对于这些轻度疼痛的患者，如果有要求，可给予阿司匹林、布洛芬等非阿片类镇痛药物，再根据具体情况增减辅助药物。

一些癌症晚期患者疼痛感比较明显，常常感觉忍受不了。这种中度疼痛，对日常生活和睡眠都有一定的影响，患者一般会主动要求使用镇痛药物。应该给予非甾体抗炎药、弱阿片类止痛药，让他们减轻痛苦。

严重的癌症晚期患者会感受到剧烈的疼痛，日常生活和睡眠受到严重的影响，而且一般伴有被动体位（不能自己调整或者变换身体的位置）和自主神经功能紊乱。对于这些重度疼痛的癌症患者，应当给予非甾体抗炎药、强阿片类止痛药。

除了药物，患者可以尝试一下，把自己的注意力转移到一

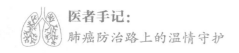
些美好的事物上。去投入地读一本书，画一幅画，唱一首歌，听一段相声，看一部电视剧，赏一场雨，听一场风，望一轮月……进入忘我境界，一定程度上会减轻身体的疼痛感。

另外，肺癌患者尤其是放化疗期间的患者，身体免疫力下降，抵抗力差，容易感冒，这是不争的事实。

一位化疗后的肺癌患者，在冬天下大雪的时候，坚持要回老家谈一笔生意。天气骤冷，普通人尚且容易感冒，更不用说是他。这，对患者是个严峻的考验。但在患者的强烈要求下，主治医生迫于无奈，只得给了他三天假，叮嘱了注意事项，将要吃的药配好，让其随身携带，按时吃药。

结果，患者一路奔波回家后，当天晚上就感冒了，连续烧了五个多小时。第二天早上，又不得不赶回医院。这一场突如其来的感冒，让本就虚弱的身体雪上加霜。第三天下午，患者病情发作，日渐加重，没多长时间就离开了人世。

如果不是着凉引起感冒，这位患者估计不会走得这么快。一条活生生的生命，因为一点不慎，就这样消失了。

在一年四季当中，感冒都有可能会发生。早晚温差大的季节，"前一秒还是艳阳高照、下一秒就瓢泼大雨"的情况并不少见。经过手术和放化疗之后的肺癌患者，身体较为虚弱，抵抗力较为低下，如果再不注意天气、温度的变化，很容易就会感冒。感冒容易引发身体其他问题，导致治疗后的并发症，严重者可危及生命。

肺癌患者在治疗后，该如何更好地预防感冒呢？

要随着天气变化适当增减衣物。对自己的身体情况要有清醒的认识，平时要注意保暖。夏天去逛商场超市时，里面开着空调，温度较低，患者注意多穿一件厚外套。

分享一种穿衣方式，就是分层来穿。如果无法判断天气情况，出门时，贴身可以穿件 T 恤，外面来件衬衣，再外面加一件外套。如果感觉热，那就脱掉一件。如果感到冷，就往上加一件。合适的温度，会让我们的身体机能保持稳定。

寻找适合自己的运动方式，坚持每天花一定时间去锻炼，增强体质。比如散步、打太极拳等。坚持每天适量运动，能够分泌多巴胺，使心情愉悦，也能让体质增强，在抵抗感冒时增加一分助力。

坚持规律的生活起居习惯。按时起床，按时休息，不熬夜，保证充足的睡眠时间，让身体的细胞在睡眠中自我修复。

若有流感或者一些传染病流行，应尽可能避免去公共场合，减少被传染的机会。

许多癌症患者还有一个问题，就是失眠。有的人三更半夜醒来后，再也难以入睡；有的人躺下后，翻来覆去睡不着，数

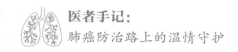

羊数了很多，却越数越清醒；有的人睡是睡着了，就是睡不实，有点小动静就会被吵醒……

一位患者说，没病的时候，她睡眠质量很好，一觉能睡到大天亮。甚至曾羡慕过那些失眠的人，可以用睡不着的时间，来做点喜欢的事情。生病后她才知道，失眠的夜晚会这么难熬。而且，如果前一天晚上没有睡好，第二天往往一整天打不起精神。

我们总结了一下，癌症患者的睡眠，主要受以下因素影响：

癌症产生的不适症状。癌症本身产生的一些症状，如肺癌可能引起的剧烈咳嗽、咳痰、呼吸困难等，还有肺癌晚期患者骨转移后引起的剧烈疼痛，都会扰乱患者夜间正常休息，直接影响睡眠质量，导致睡眠时间过短，甚至彻夜不眠。

治疗产生的不良反应。癌症患者手术治疗后，可能会引起切口疼痛；放疗可能会引起尿频、尿急、尿痛和皮肤疼痛等；化疗可能会引起恶心呕吐、手脚疼痛麻木、疲乏无力等。这些抗肿瘤治疗后的不良反应，同样会严重影响患者的睡眠质量。

心理因素。当患者被确诊为癌症时，往往会产生错综复杂的心理反应。从开始的否认到最后不得不接受现实，在整个治疗过程中，心理变化起伏较大。大部分患者都会出现恐惧、焦虑、易怒，甚至幻觉，对治疗效果没有任何信心，容易产生消极悲观的心理，害怕面对死亡。一到晚上，患者就会胡思乱想，导致失眠。

病房环境因素。 病房不像家里，自己想什么时候休息就什么时候休息。很多时候，还需要考虑其他病友的情况。在一定程度上，也会影响睡眠质量。

压力。 治疗会给患者带来一定的心理压力，此外，巨额的医疗费用所带来的经济压力，同样会导致患者失眠。

那么，该如何科学地解决失眠这一难题呢？

缓解癌痛。 癌症所引起的疼痛，是影响患者睡眠最严重的因素。因此，科学地控制癌痛，有利于改善患者的睡眠状况。

心理和行为疗法。 部分因心理因素导致失眠的患者，可以通过心理和行为疗法，来达到治疗失眠的目的。患者应勇于面对患癌的事实，认清目前的情况，到正规医院接受专业的治疗，主动打破心理障碍，增强抗癌信心。自我鼓励，主动寻求身边人的帮助，积极配合治疗，才不至于整天坐立不安、孤独无助、忧心忡忡。将负面情绪降到最低，睡眠质量也会慢慢提高。

调整作息时间。 患者白天可以适当做一些力所能及的事情，或者培养一些兴趣爱好，减少白天睡眠的时间。如果白天睡觉过多，晚上会精力过剩，导致难以入睡。

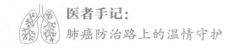
　　有心理学家说过一个解决失眠的小方法，不妨一试。躺在床上，枕着舒适的枕头，闭上眼睛，默默地对自己说：我要关掉自己的脑子，不再多想；我要关掉自己的心灵，它要休息；我要关掉自己的耳朵、嘴巴，不再听和说，进入安静状态……

　　在这样的心理暗示下，全身会慢慢放松下来，直至如愿进入梦乡。

中医在癌症治疗中扮演什么角色

一位中年男患者，出现不舒服症状，去县医院做 CT 检查，发现肺上有个结节。医生建议他手术。这位患者听说手术费用很高，因为心疼钱，就没听医生的话，仅打了几天点滴就出院回家。他听别人说，胸部不舒服吃点中药就会好，就去中医院开了点中药在家熬着吃。

刚开始吃的时候还有点效果，后来，再没什么作用。以前他爬楼能爬四五层，现在爬一层都感觉费劲。他消瘦了很多，时常感到气喘、胸闷，有时还呼吸困难。一年后，来我们医院就诊时，因为肺结节没得到及时医治，已经发展为肺癌。最终，还是进行了手术。

俗话说，西医治标，中医治本。中医和西医之间，各有优势，各有偏重。比如有的患者必须要手术，这时候就要用西医；如果有的疾病需要长期调理，这时中医的优势就体现出来了。所以，无论是中医还是西医，没有谁好谁不好一说，都是

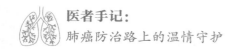

好医术，就看用的时机正确与否。

那么，中医对于肿瘤的治疗到底有没有效果？中医在肿瘤的治疗当中应该扮演什么样的角色呢？

第一，癌症患者做完手术以后，可以利用中医、中药调理身体，以快速地促进身体康复。因为外科手术毕竟对身体有创伤，尤其易造成气血亏虚，而中医在调理气血方面确实有一定的优势，能够比较快地促进身体恢复。

第二，放化疗在治疗癌症的同时也会给患者带来很大的不良反应，有很多患者放化疗效果比较明显，但是无法承受毒副作用，而中医可以适当地控制这些毒副作用，所以这个时候用中药可以适当降低放化疗给患者带来的负面影响。比如，有很多老年患者本身身体素质不太好，在进行一个疗程的化疗后，会感觉越来越虚弱，有点难以承受下一次化疗。这个时候开一些对症的中药，可以帮助补气血、调理脾胃，让患者更能够承受化疗所带来的毒副作用，从而继续下一个化疗疗程。与此同时，放疗最大的不良反应就是放射性纤维化和放射性炎症，如果这个时候能给予相对应的中医支持治疗，患者可能会更好地度过放疗阶段。

第三，对于部分不适合手术和放化疗的癌症患者，服用中药、接受中医治疗最主要的目的就是控制肿瘤生长，延缓病情进展，延长生存时间，提高生存质量。

第四，中医中药在一定程度上可以降低肿瘤的转移和复发概率。

中医在肿瘤治疗的不同阶段有着不同的作用，在不同的阶段扮演着不同的角色，在不同的阶段应用的方法和思路也是不一样的。

中医治疗癌症的方法主要有：

中草药疗法。中草药疗法是中医治疗肺癌的主要方法之一。根据肿瘤的不同类型和不同病情，中医师可以根据中草药的不同性能和作用，配制不同的药方来进行治疗，以达到抑制肿瘤生长、减轻肿瘤症状、增强免疫力等目的。

针灸疗法。针灸疗法是一种常见的中医疗法，可以通过针灸调节人体的气血流通和内分泌功能，达到刺激机体自愈的效果。对于肺癌患者，针灸疗法可以缓解疼痛，改善食欲和睡眠质量。

拔罐疗法。拔罐疗法是一种中医传统疗法，可以通过局部吸引气压，增强肌肉和筋骨的活力，改善局部循环和代谢，促进体内的毒素排出，有助于提高免疫力，对于肺癌患者可以起到促进身体恢复和改善症状的作用。

食疗法。中医食疗认为食物具有一定的药性和功能，可以

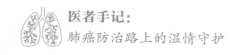
通过食疗防治病症。对于肺癌患者，中医建议适量食用具有清热解毒、养阴润燥、增强免疫力的食品，如银耳、百合等，避免辛辣刺激性食物和煎炸油腻食品。

气功疗法。气功疗法是一种中医传统特色疗法，通过调节呼吸和身体能量，来达到调理身体、促进健康的作用。对于肺癌患者，通过气功疗法可以缓解疼痛和压力、提高睡眠质量、增强身体免疫力。

在治疗原则上，中医治疗讲究辨证论治，总体治疗原则以扶正祛邪为主。患者体质佳则选择祛邪为主扶正为辅，体质一般则祛邪扶正并重，体质弱则扶正为主祛邪为辅。根据不同的病因、症候类型及发展阶段，又分别采取不同的治疗法则：健脾理气、益肺养阴、通腑攻下、养血补虚、补肾培本、以毒攻毒、软坚散结、清热解毒、活血化瘀、化痰祛湿等。

中医治疗可以应用在癌症的全过程。中药口服可以缓解癌症伴随的不适症状，针灸、推拿等手法可也可以调动体内的阳气抗击邪毒，缓解症状，以提高患者生活质量。

中医在癌症的治疗中有重要的作用和独特的优势，但一般是作为辅助疗法，与手术、放疗、化疗、靶向治疗等方法配合应用，才能达到更好的疗效。

由张青、韦白主编，集众多中医专家编写的《肿瘤患者中医膳食指导》一书中提到：除抗肿瘤治疗外，改善患者的营养状态，增强自身的免疫力，营养补充和摄取是扶正治疗的关键……药补不如食补，应让癌症患者得到合理、有益的食疗。这就要根据"辨证及辨病施食"的原则，按照中医膳食指导，进行合理的膳食疗法。

我们摘取其中一些关于肺癌的片段：

肺癌患者有明显胸痛、剧烈的喘促胸闷等，用药时保证中药有通经络化瘀阻、宣肺化痰和解毒抗肿瘤的作用，可用相应的半夏、天竺黄等中药。

痰多患者雾化吸入化痰中药，咯血患者采取侧卧使气道保持通畅，及时将痰中血块清除干净，防止出现窒息现象。患者如有痰少且不容易咳出，喘促无力等临床表现，多属气阴两伤，使用中药时必须起补气养阴的作用。可选择黄芪、百合、川贝母等对肺部进行保养的药物。

如遇刺激性呛咳，可用白果、萝卜、荠菜、苦杏仁、橄榄等；痰液黏稠难出者，可用海蜇、荸荠、薏苡仁、海带、紫菜等；并发感染者，可选择冬瓜、薏苡仁、丝瓜、萝卜、荞麦等；发热者，可选用黄瓜、冬瓜、苦瓜、莴苣、百合、苋菜、鱼腥草、马齿苋、西瓜、橄榄、青鱼等；咳血者，选用青梅、藕、甘蔗、梨、海蜇、海参、莲子、海带、豆腐、荠菜、

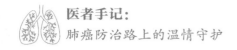
茄子、牛奶、鲫鱼、甲鱼、淡菜等，此时暂禁用温热性的韭菜、葱、蒜、辣椒、羊肉、狗肉等；胸痛明显者，选用油菜、丝瓜、猕猴桃、核桃、荞麦、苦杏仁、茄子、芥菜、橘子、橙子、鲫鱼等，并可在菜肴中加入葱、姜、蒜等。

在放疗期间，可选择荠菜、豆腐、薏苡仁、苦杏仁、百合、海蜇等。化疗期间，可选用鹅血、银鱼、胖头鱼、草鱼、绿豆、赤小豆、扁豆等保护消化功能。

书中列了三十几种肺癌患者的食谱，比如：青蒜炒猪肺、益寿鸽蛋汤、杏仁蒸五花肉、银杏鸭、清蒸鳗鱼、酱烧冬笋、杏仁豆腐、南瓜炖牛肉等。有兴趣和需要的读者，不妨买来一看。

关于中医，我是个门外汉。但中医在肺癌的治疗中，作用的确不可忽视。建议患者咨询自己的主治医生，或者找经验丰富并可信赖的老中医辅助治疗。

如何应对癌症复发

大家记不记得，电视剧《西游记》中小白龙的"情敌"九头虫？他有九个头，被二郎神射掉一个，又冒出一个；再射掉一个，又冒出一个。但把它九个头都灭掉，九头虫也就没了性命。

很多人的认知有这样一个误区，以为动手术就像二郎神射九头虫一样，把癌细胞消灭掉，体内检测不到癌细胞，癌症就痊愈了。其实，手术成功并不代表着"万事大吉"。有的患者，从此的确与癌症再无交集；有的患者，体内癌细胞会逐渐减少，直到再也检测不到癌细胞；有的患者，体内的癌细胞停止生长；也有的患者，最终被癌细胞吞噬掉。

癌症是一种古老的病症，更是一种顽症。为了攻克这一顽症，全球投入了数不清的经费，虽然取得了一定的治疗效果，但迄今为止，并没有一个有效的方法，能根治所有癌症。人们谈"癌"色变，除了"患癌症等于死亡"这个固化观念之外，还因为癌症具有转移和复发的特性。

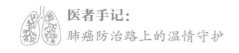
　　癌细胞的"狡猾"之处，在于它会"潜伏"和转移。虽然已经动手术，把全部癌变组织切除掉了，但它们像野草一样，会"春风吹又生"。最可怕的，是这"星星之火"有"燎原"的可能。一个看似微不足道的癌细胞，可能用显微镜才能看到，裂变起来却十分可怕。比如肺上的癌细胞，会转移到肝、胃、全身的骨头上，等等。直到把这具躯体吞噬掉，它也随之归于乌有。

　　癌症转移，是指由于原病灶的病情恶化未得以控制，造成癌症从原病灶上转移并出现在另一部位上。如患有肺癌的患者，伴随出现肝癌或骨癌等，一般来说此情况即为癌症转移。

　　癌症复发，是指癌症在一段时间的缓解后再次出现。

　　癌症复发的原因，是虽然已尽最大努力摆脱癌症，但一些癌细胞仍然存在。这些细胞可能会生长并引发症状。它们可能出现在首次患癌的部位，也可能见于身体的其他部位。

　　癌症转移和复发的区别在于，癌症转移是原病灶未得以控制，而癌症复发是原病灶被控制后发病。

　　癌症复发可分为原位复发和转移复发。这两种癌症复发类型，均是在原有病灶得以控制后又出现新的病灶。原位复发，是在原被控制的病灶上出现新生肿瘤；转移复发，是在原病灶受控制后，在另一部位出现新生肿瘤。

癌症转移和癌症复发是有明显区别的。若患者出现癌症转移或是癌症复发的情况，应及时到医院就诊，尽早予以针对性治疗，避免病情进一步恶化。

一般情况下，癌症复发是以下几个因素导致的：

身体免疫力低下。对于癌症患者来说，身体免疫力和抵抗力会大大降低。即使癌症治愈后，也有可能因为自身免疫力差，导致癌症复发。

癌症治疗不彻底。患者发现癌症后，通过手术的方法切除了原发病灶处的肿瘤，但肿瘤已经存在转移，则有可能导致后续出现复发的情况。

生活习惯依然不健康。部分患者患癌症，是不良的生活习惯造成的。即使癌症治愈，如果仍保持以前的不良生活习惯，也容易导致癌症复发。

许多患者在手术或放化疗后，依然像以前那样生活，没有想办法去改变。也就是说，导致癌症的问题依然存在。劳累的仍旧劳累，压力大的还是压力大，环境差的依然环境差，熬夜的依旧晚睡，胡吃海喝的照样整天穿梭在酒局之中，情绪压抑的也没有好转，等等。

俗话说"三分治，七分养"，是有一定道理的。养好自己的身体，养好自己的心灵，才是医治癌症的王道。建议癌症患者

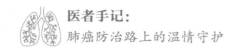
治愈后，应按医嘱严格遵守注意事项，保持健康的生活方式。

那么，我们如何预防癌症复发呢？

定期复查。定期复查极其重要，复查可以及时发现隐藏在淋巴血管里的癌细胞。一般在手术且放化疗后，两年内每隔三个月复查一次。两年到五年内，每隔六个月复查一次，五年后一年复查一次。

积极配合治疗。癌症的治疗是一个艰辛且漫长的过程。在这漫长的过程中，患者应该积极配合主治医生接受治疗：遵医嘱，按时服药，有任何异常，均应及时告知医生处理。

保持乐观的心态。无数患者的经验证明，积极乐观的心态，在一定程度上可以提高治疗效果，改善患者生活质量。

饮食均衡。许多患者因为放化疗的副作用，导致食欲不佳，但癌细胞的高消耗又导致患者对热量和蛋白质的需求比一般人高，所以患者饮食要均衡，及时补充营养，这样才能增强抗癌能力。

加强锻炼。适当的运动，可以提高患者的机体抵抗力，减少患者的紧张感和焦虑感，改善情绪。如果由于身体因素受限，可以稍微做一些轻度的运动。如散步、上下楼梯等，应尽量避免长时间久坐不动或久卧不动。

其实，在癌症复发前，是有一些"前兆"的。患者应该通过身体的一些"前兆"，来判断自己有没有复发，这样可以及时去医院接受专业的治疗。当患者身上，局部出现无痛性肿块或浅表淋巴结肿大时，应及时前往医院检查；发现自己再次出现刚确诊癌症时的那些症状时，应及时前往正规医院，咨询专业医生。

如何确定癌症已经复发？

肿瘤标志物检查。肿瘤标志物升高并不意味着已经患癌或者癌症已经复发，只有持续大幅度地升高，才具有临床意义。

影像学检查。CT、超声、核磁共振成像及核医学诊断等影像学检查，仍然是癌症疗效监测的主要手段。当影像学检查发现癌症患者身上出现异常阴影时，须提高警惕，密切随访，注意是否复发。

和确诊癌症时一样，以上检查均不能明确诊断癌症已经复发，只有病理组织活检才是唯一的确诊金标准。所以一旦怀疑癌症复发，应尽可能地进行二次活检。

那么，我们该如何去应对癌症的卷土重来呢？

整体上，癌症术后局部复发，比初发的癌症治疗要难。这有几个原因：

第一，复发的肿瘤是恶性程度非常高的亚群组成的。对恶性程度进一步增高的肿瘤，治疗的困难性就会大大增加。

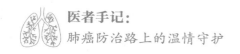
第二，癌症对初始的放化疗产生了抵抗力。

第三，初始治疗的副作用，也会导致再次治疗困难。

第四，局部复发后肿瘤负荷加大，患者体质一般情况会下降，有效的治疗措施较少，预后较差。

癌症复发后的治疗，需要综合考虑多种因素：复发时间、复发部位、病理类型、患者身体素质等。

如果肿瘤在局部复发，病灶也是孤立的，可以考虑局部放疗，或再次手术切除治疗。如：可以用放疗来减轻骨转移带来的疼痛；用放疗来控制脑转移病灶；用肝动脉栓塞术或射频消融术，来缓解肝脏局部复发病灶的症状；等等。与此同时，应配合化疗、靶向治疗等全身治疗手段。

如果肿瘤出现全身多处复发，也不应丧失信心，放弃治疗，配合一定的姑息性治疗，也有可能会获得较长的生存期。

如果没有好的方案，可以问一下是否可能参加一些临床的试验项目。现在临床上的一些试验项目，大多已在国外验证过，但在国内上市还要经过验证。如果是这种情况，安全性比较高，可以尝试。

癌症复发无论对患者还是家属，都是一个重大的打击。患者会有后悔治疗的负面想法，甚至会怨恨、焦虑、抑郁、绝望、害怕死亡等。

患者最在意的通常有两个方面：一是怀疑之前的治疗是不是有误，是否方案不对或者医生水平不够；二是会后悔自己在治疗之后，没有听医生的嘱咐，在生活中不加节制，放纵自己的坏习惯，比如吸烟、熬夜、吃大鱼大肉等。

过去的事情，半点也不可能改变。这些情绪，对于病情有损无益。如果整天困在这些负面情绪里，就会造成严重内耗。

既然有了这些问题，那我们就想办法去解决。如果认为是医生的问题，可以找新的医生询问之前治疗的相关问题，咨询下一步的治疗方案及应对办法；如果后悔自己在治疗之后过于放纵，那从现在开始控制自己。

如果长时间抑郁和焦虑，患者会非常痛苦，可以请专业的医生进行相应治疗。

癌症背后的"连锁反应"：为什么会多病并发

临床中，有时会遇到多种恶性疾病并发的患者。

有一位特殊的男性患者，前段时间体检查出肺部结节，手术术中冰冻病理结果提示肺恶性肿瘤。奇怪的是，他不吸烟（包括二手烟），工作环境也接触不到粉尘，也没有癌症遗传史。这几大高危因素全都排除了，那么他得肺癌的原因是什么呢？仔细了解后才知道，他有四年的抑郁症病史。

我们经常会忽视另一个因素，肺癌的发病，还与精神压力有关。来自生活中的压力很多，业绩不好的工作压力，房贷、车贷的经济压力，家庭关系紧张的压力……这些都可能导致气结于胸。长此以往，患肺癌的概率比一般人要大。压力对身体的影响不容小觑，这位患者的肺癌，竟是抑郁症带来的"副作用"。

一个人会得几种大病，甚至会患两种癌症，这种情况并不少见。比如叙利亚的第一夫人，在乳腺癌治愈几年后，又患上白血病。不少患者也是如此。那么，切除一个器官的癌细胞，为什么另一个器官又会得癌症呢？

我们知道，癌症的发生是由多种因素共同作用的结果，包括遗传、环境、生活方式等。同时患两种癌症，通常意味着，患者可能同时暴露于多种致癌因素中，或者存在某些特定的生理条件，使患癌风险增加。

遗传因素在癌症的发生与发展中起着重要作用，如果携带了与癌症相关的基因变异，可能增加患多种癌症的风险。此外，家族中有癌症病史的人，患癌风险也相对较高。环境因素，也是导致同时患两种或几种癌症的重要原因。空气污染、水污染、土壤污染等污染物中，可能含有致癌物质，长期暴露于这些环境中的人，患癌风险自然会增加。再者，就像我们开头介绍的这位患者一样，某些特定的生理条件或疾病状态，也可能会导致患上两种癌症。比如，免疫系统功能低下的人，更容易受到各种癌症的侵袭。

但是，同时患两种癌症，并不意味着这两种癌症之间必然存在直接的关联。也就是说，一个人同时患有两种不同的癌症，两个癌症之间，可能并没有直接的因果关系。

既然我们了解了致病因素，就可以去采取相应的预防措施。

比如抑郁症患者，可以试着卸下心中的重担，把压力转化

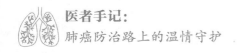

为动力，想办法改变现状。或者转移注意力，去读书学习，让自己成长。再或者，用"阿Q精神"劝自己，我们至少拥有一些东西。

现实生活中，"屋漏偏逢连夜雨，船迟又遇打头风"的病例，不仅会发生在一个人身上，还可能出现在一个家庭里。家里会同时有几人患上癌症，出现"父子癌""夫妻癌"等。

有人说，这是传染，其实不是。癌症并不具有传染性。最有说服力的，就是与癌症打交道最多的肿瘤科医护人员，他们患癌率并没有比其他人高。

说件在医院中遇到的事情。

一个肺癌晚期患者住院后，老伴在身边照顾。我发现大爷吸烟很凶，烟瘾很重，即使在医院，也控制不住自己，一天要去几次吸烟区吸烟。

在和患者老伴聊天时，她说，他们老两口结婚几十年了，几乎没有分开过。老伴吸烟一直很厉害，即使在晚上睡觉前，也会吸上两根。整个房间都是烟雾，呛得她睡不着。而患者老伴本人，识字不多，主要是从事打扫街道的保洁工作。大街上那么多灰尘，遇到修路或者附近建房子的时候灰尘更多。而她在工作的几十年中，从没戴过口罩。

出于职业敏感，我让她抽时间去拍个胸部CT。片子拍出来后，左肺上叶很明显有一个结节，报告单上也写着"肺癌可疑"。做了经皮肺穿刺，病理结果出来，确诊为肺癌。

不幸中的万幸，她是肺癌早期，通过手术治疗，基本可以治愈。

他们出院时，患者老伴好奇地问我："夏医生，你怎么这么厉害？一看就知道我也得了病？"

我耐心解释道："您和老伴长时间待在一起，吸的二手烟比较多。再加上您的工作性质，和粉尘接触也多。这个情况，在我们医学上属于肺癌的高危人群。高危人群最好每年做体检，如果发现得早，还有手术根除的机会。如果任由其发展下去，后果就严重了。"

她流下了感动的泪水，当场要跪下来感谢我们，说是我们救了她一命。

从大环境来说，家人如果共同生活在某些致癌物质或环境污染物中，比如致癌化学物质、辐射等，会增加患癌的风险。比如有些村子有许多人患癌去世，成为"癌症村"。这种情况或因住在化工厂附近，呼吸着被污染的空气；或因地下水污染严重，喝着被污染的地下水；或因土壤里有污染物，吃着上面种出的庄稼……从而造成多人患癌的悲剧。

虽然癌症的确不会传染，但病毒会传染，不少癌症都和病

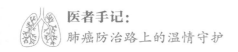
毒感染有关。据调查统计，2018 年，全球有 220 万新发癌症病例是由传染性病原体感染引起的，约占所有新发癌症病例的 13%。

常见的病原体感染有：

HPV 病毒（人乳头瘤病毒）。这是诱发宫颈癌的高危因素，临床上患有宫颈癌的患者超九成存在 HPV 感染。HPV 病毒传染性特别强，可通过性接触以及性器官密切接触传播。

乙肝病毒。感染乙肝病毒后会诱发乙肝发生，如果没有积极干预治疗就会逐渐形成三部曲：乙肝—肝硬化—肝癌。乙肝病毒主要通过母婴、血液和性接触三个途径传播。

EB 病毒。EB 病毒是一种广泛存在于人群中的病毒，大部分感染者无明显症状，少数成人感染可表现为传染性单核细胞增多症。该病毒也与鼻咽癌、淋巴组织增生性疾病等疾病有关，主要经口接触传播。感染 EB 病毒的症状多样，早期可能无症状或类似感冒的症状，后期可能出现咽炎、淋巴结肿大等症状。传播途径主要是经唾液传播，偶尔也会有血液传播。易感人群主要为儿童和免疫力较低者。

幽门螺杆菌。幽门螺杆菌感染人群是胃癌的高发人群，患癌风险会比常人增加 2～6 倍。细菌会加重胃病，可通过口口接触、粪口接触传播，日常共用餐具、便后不洗手都有传染风险。

我们看到，这些病毒或细菌极易在家人之间传播。虽然染上了并不会立马得癌症，但是病毒会让组织不停受损，要是长期无法清除，风险就会升高。

家人之间，像牙刷、剃须刀等可能沾染血液的个人物品，不要共用。在日常生活中，一定要注意卫生。如果胃癌患者体内有幽门螺杆菌，最好和他人分餐。

还有，一家人之间，情绪、生活方式、饮食习惯等，也是会互相影响甚至同化的。

家人之间的饮食习惯都差不多，口味也基本相同。如果有家庭成员有以下不好的习惯，其他人就容易被影响：喜欢吃高脂肪或煎炸烧烤食物；明明吃饱了，觉得剩下菜倒掉可惜，再分一分吃掉；每一餐都吃得过饱；爱吃辛辣食物及咸菜；经常吃剩饭剩菜；吃水果蔬菜太少，或者经常吃不新鲜的果蔬；等等。

家里的主厨，手握家里人的"生杀大权"。从某种程度上来讲，这句话是对的。假如一个家庭的饮食搭配不均衡，饮食习惯不健康，餐具及厨房用具不卫生，烹饪方式不健康……长此以往，便会成为家人们的"慢性杀手"。这也是多病并发的原因。

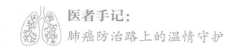
家人之间的情绪会互相影响。家庭里一个人的悲伤、气愤情绪处理不好的话，就会"牵连"到其他家庭成员。向家人诉苦和抱怨，也会使对方的心情低落。更不用说家人之间经常吵架、冷暴力等。一个家庭，长时间处于低气压状态，也会造成"多病并发"。

还有，家人们处在相同的家庭内部环境之中，受到家中共同"致癌物质"的侵害。一人在家中吸烟，家人也会吸入烟草中的有害物质。要是炒菜时不开油烟机，油烟会被家人吸入。所以，家人一起患癌的概率较高。

家，是温暖的地方，是我们心灵的归宿。家人之间，远离争吵、香烟、肥胖等不健康的生活方式，做到互相成就，互相扶持，互相关怀，互相包容，互相理解，让家有个积极向上、和谐美好的氛围，癌细胞这个"外敌"，就不敢轻易来犯。

第四章

患者家属该做些什么

如何自我调整

在医院，尤其是在癌症病房，患者检测结果如果是恶性肿瘤，为谨慎起见，我们会先和患者家属沟通。我们经常发现，得知患者确诊癌症后，反应最大、接受不了这个现实的，往往是患者家属。

一位患者确诊肺癌晚期，癌细胞已在全身转移，已经失去手术的机会。他儿子在得知结果后，当着我的面，蹲在地上崩溃大哭。短暂的宣泄过后，他擦干眼泪，像什么也没有发生一样，去面对这残酷的现实。

然而，即使是我们医护人员，也察觉到他明显的变化。一夜之间，这位三十出头的年轻人，变得表情木讷，眼神呆滞，爱久久地盯着窗外出神，好像脱离现实，活在另一个世界。我们进去查房，问他父亲的情况，他好像没听见，没有任何反应。再问，还是讷讷地半天说不出话。癌症病房里，这样的家属很多。宁静的生活中，突然降下如此"噩耗"，的确令人难

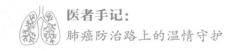
以接受。

后来，这位家属找到我："夏医生，这几天，我一直在纠结犹豫，到底要不要把病情的真实情况，告诉我父亲。"

真实病情要不要告诉患者本人，这个同样不能一刀切。人和人的抗压能力、接受能力、对事物的消化能力是不一样的，所以也要区别对待。

有的人，心理承受力小，平时有点风吹草动就草木皆兵，得个肺炎都吓个半死，更不用说得了癌症。这样的患者，不知情最好。

有的人，无论什么事降临到自己身上，都稳如泰山岿然不动，会积极地寻找出路和解决办法。这样的患者，是生活中的智者和强者，即使不告诉他们，他们自己也会猜个八九不离十。倒不如如实告知患者病情，与他们一起面对和治疗。

我问这位患者家属："你能告诉我犹豫的原因是什么吗？为什么不敢告诉你父亲真实的病情？"

他说："我知道他心理素质不太好，在来医院的路上和我说过，如果这次在医院查出是癌症，我们就回家不治了。所以我很害怕，如果他知道是肺癌晚期，肯定接受不了。"

我说："无论说还是不说，都是出于爱，是为了患者好。对于你父亲来说，你心中的答案，就是最适合的。"

他又问："夏医生经历这样的事情比较多，您认为我应该怎么说比较合适呢？"

我给了他一个小建议："如果你父亲问起来，就和他稍微说一下，别说得太严重。可以说是个良性肿瘤，通过后续的一些治疗可以痊愈。毕竟之后还是要去肿瘤科放化疗，想完全瞒住他几乎是不太可能的。"这样对患者说，既消除了他们心里的疑虑，又能让他们积极配合治疗。

他脸上终于"阴转晴"，请求我们不要告诉他父亲真相。

患者对病情有知情权，确实有权利知道自己的真实病情；但是从一个患者家属的角度来看，我们又无法拒绝家属的这种"合理"要求。

每次去查房时，所有医护人员都形成了默契，对这个特殊患者半句不提"肺癌""恶性肿瘤"这样的词。即使他一再追问，我们也用"瘤子""肺上长了个东西"这种模棱两可的话来回答。

直到这位患者出院时，我才发现，我们所有人都被患者骗了，包括患者的儿子。

患者见儿子不在跟前，对我们说："感谢你们对我的照顾，其实我知道自己得了绝症，也活不了多久了。刚开始我确实很难接受，甚至想过结束自己的生命。但我慢慢想通了，生老病

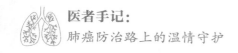

死是每个人的必经之路，也是大自然不变的法则。哪怕我的生命只剩下几个月，我觉得也应该过好每一天，让自己的每一天都过得有意义。"

我在心里忍不住对这位患者肃然起敬：够男人，够爷们，是条响当当的汉子！

有时，我内心会感慨，从这一方面来说，医院是"谎言"最多的地方。父亲和儿子，为了不让对方担心，都在对方面前装得若无其事，每天说着充满爱的"谎言"。

这样的情景，在癌症病房，几乎每天都在上演。

癌症患者是一个特殊的群体，尤其是肺癌患者。大多数患者，平时预防不到位，也没有定期体检的习惯，都是感觉不适才来医院就医，往往检查出肺癌就已经是中晚期。面对突如其来的打击，几乎没有人能够坦然平静地面对，他们的心理需要有一个逐渐适应的过程。

而家属，也同样面临着艰难的考验。相依为命的夫妻，养育自己的父母，甚至自己亲生的骨肉……这些血肉至亲一夜之间被确诊为传说中的"不治之症"，家属心理上往往难以接受。

但是不管怎样，生活还得继续。短暂的震惊过后，作为家属，还是应该快速调整好自己，和亲人一起，共同对付这个顽固的家伙，让家人有质量地过好余生。

患者得了癌症后，各方面都会发生一些变化，家属尤其要注意以下几个方面：

沟通方面。癌症患者在刚确诊的时候，心态极其不稳定。这时的他们容易激动和烦躁不安，心里感到恐慌、悲观，对任何事情都提不起兴趣。他们往往会胡思乱想，导致夜间入睡困难，或者睡眠比较浅，一有动静就会惊醒。他们也会暂时失去以往的决断力，在解决问题尤其是需要做出决定时，看上去非常困难。

作为家属，此时应该对患者多一些理解与包容。但交流的时候要注意：当患者以抗拒的姿态，沉默不想沟通时，千万不要强迫他说话；当患者在谈论他们的焦虑与担忧时，回答时一定要谨慎，不要因为一时口快，伤患者的心；当患者面临严重的心理障碍时，千万不要尝试讲道理，应及时与主治医生沟通，或者寻求专业的心理咨询。

医疗方面。当亲人被确诊为癌症时，家属可以通过一些途径去寻求医疗方面的帮助：

第一，了解擅长治疗此类癌症的正规医院，最好选一家医疗水平较高的大医院，前往就诊。

第二，如果有相关的抗癌群体，比如说类似的微信群、QQ 群，可以考虑加入。一来患者之间相互交流病情、相互鼓

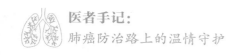
励，有助于增强治愈信心，二来可以及时了解到治疗癌症的相关信息。

第三，家属可以通过网络、书籍等，去学习此类癌症的医学知识，对患者目前的病情、预后、日常生活调护等方面，形成一个专业而全面的认识。

日常生活方面。除了在医院的护理，患者出院回家之后的日常生活调理也很重要。

癌症患者，特别是接受放化疗期间及刚结束时，免疫力相对较低。这段时期患者的身体保养非常重要。俗话说"三分治，七分养"，平时要根据天气和患者本人的身体情况，适当增减衣物，能多穿就别少穿，避免受凉。因为一旦着凉，可能会诱发感染，给患者带来身体和心理的双重痛苦。

在饮食的调护上，家属最好不要让患者食用辛辣刺激的食物，同时也要少吃油腻、煎炸、烧烤食物，减少咖啡因等的摄入。

在家中，可根据患者的治疗需求，准备相关的医疗器具。如氧气、口罩等。家具尽可能简洁，避免磕磕碰碰发生意外。

经济方面。漫漫抗癌路，不仅需要患者和家属同心协力，也需要坚实的经济实力做后盾。癌症的治疗，会给家庭带来巨大的经济负担。所以作为家属，学习并使用好现行的医保政策，如大病医疗保险、特种病的办理等，能在一定程度上减少医疗费用，缓解家庭经济压力。

此外，申请参加相关的临床试验、向一些社会慈善机构申请援助也是一种减轻家庭经济负担的方式。

除了以上几方面外，家属最好稳住情绪，尤其在患者面前，别表现出太多的痛苦、焦虑、担心。患者在这个时候很敏感，如果家属外在变化太明显，患者更容易胡思乱想。

其实，在死亡的癌症患者中，有大约三分之一是被吓死的。看看那些活过十年二十年，甚至更长时间的抗癌战士，把内心的恐惧除去，把"一定战胜癌症"几个字装在心里。相信科学，配合治疗，说不定就会有好运降临。

家属最关心的几个问题

办理好住院手续后，主管医生会给患者开一系列的检查。不少患者会有疑问：为什么他开的检查多，我开的少，难道开多开少是按医生心情或者是按患者本人意愿来的？

就我本人当医生的经历，以下两种患者比较多。

第一种患者，觉得医生给自己做的治疗太少。这种患者一般一来医院就会对我们说："医生，我这次来医院想做个全面的检查，从头查到脚，钱的事情不用考虑。"说实话，遇到这种患者，我心里有点纠结。

因为有些检查根本没必要做，非要做的话，不仅浪费钱，对身体也没好处。比如有些CT或放射性的检查，本身对身体就有伤害。如果不给患者多开点检查，他好像认为你不好好替他治病，说你这个医生不负责任；要是听患者的，多开点不必要的检查，心里又有点负罪感，觉得对不起他们。

最终，我还是会跟着自己的心走——不必要的检查坚决不开，同时也会和患者、家属沟通，说明白不开这些检查的原因。

第二种患者，总觉得医生给自己开的检查和药太多。这种患者一般会对我们说："医生，能不能不开那么多的药，不开那么多的检查呀？家里就我一个人在赚钱，这样花的钱太多了！"遇到这种情况，就算患者不主动说，我们也会尽量去照顾。但前提是根据患者的病情来判断，不能因为省钱，就不做任何检查与治疗。

所以医生开检查单不是开得越多越好，当然也不是越少越好。医生开检查单，是根据每个患者的病情，具体情况具体对待的。

检查结果出来如果确诊肺癌，可能要做手术。患者和家属比较关心的几个问题，我们在此简单说明一下。

手术前，患者该如何准备，才能更好地度过手术期？术前准备除了经济准备外，还包括日常生活习惯的改变：术前2周以内必须戒烟戒酒、每天按时入睡，保持规律作息。适当加强营养，把心理状态调整到最佳。

手术需要多长时间，术中需不需要输血？手术的时间因人

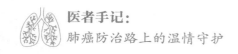

而异，它与麻醉时间、手术方式、术中可能遇到的问题有关，或长或短。主治医生在手术前，一般会给一个大概的时间。关于术中是否需要输血的问题，患者一般在术前就需要做血型、交叉配血等检查。同时，医院会提前备好与患者血型相同的血液，以防术中出现大出血的情况。

术后，大概需要多长时间才能恢复活动和饮食？现代肺癌手术与传统的肺癌外科手术有着较大区别，现在绝大多数医院采用的都是微创手术，不必和以前那样"开胸破肚"，只需在手术部位开一个 4 厘米左右的正方形小口，取出病灶即可。有的精细手术，还采用小机器人来操作。与之前传统的肺癌外科手术相比，现在的外科手术创面较小，恢复时间也较快。

一般来说，患者在术后第二天就可以下床活动。胸腔引流管拔除的时间，一般在术后第 24～48 小时。不过还是得视具体情况而定，有些患者可能会稍微晚几天。

在饮食方面，一般在术后第一天的中餐和晚餐，患者即可恢复正常饮食（普食），但还是要以清淡饮食为主。

手术后还需要在医院治疗多长时间？患者术后住院时间，需要根据每个人的具体情况而定。这和手术方式、患者身体素质，以及术后的护理情况都有一定关系。临床经验证实，早期肺癌手术后，术后平均住院时间只需要 4.2 天，最短 3 天，最长也就 7 天。中期以后的肺癌患者，手术后住院时间会稍微长一点。

手术对患者之后的生活是否有很大的影响？手术毕竟是手术，是有创伤的。手术治疗作为一种有创伤、入侵式的手段，肯定会给患者的身体、心理都带来一定程度的影响。做完手术后，不太可能完全像没做手术前那样生活和工作。

有些家属在术前沟通时，存在一些误解，令人哭笑不得。比如不少患者家属表示："医生，明天的手术有你和主任一起做肯定没问题，这个我完全放心。"

说实话，每次听到家属说这句话，我内心的感受都比较复杂。因为一台手术的成功完成，靠的不仅仅是手术医生，还有麻醉医生、护士，这其中的任何一个环节都很重要。而且，手术台上的情况瞬息万变，没有人敢百分之百保证，这个手术一定能成功。但我们肯定会尽最大努力，做好充分准备，完成每一台手术。关于手术中可能发生的相关风险，医生有义务也有责任让家属做一个全面了解。

又比如："医生，我全听你们的，你们说啥就是啥，你们

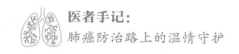
是专业的，我一农村来的，大字不识几个，啥也不懂。"

说这话的一般都是年纪稍大的家属，老伴要做手术，儿女又没回来。无论医生说什么，他都点头，等我们讲完了以后他突然来上一句："医生，明天做的是什么手术呀？"这时你会被他的"天真可爱"给气死。但我们还得继续讲解明天要做的手术，至少得让他们明白，明天做的是什么手术。

又比如："医生，这次和我讲完，晚点能不能再给我哥讲讲呀？"

家属这样要求本无可厚非，但是医生没有这么多时间，除了术前谈话，还有许多更重要的事情要做。所以，我们一般会提前和患者打招呼，让他通知一下家里的主要成员，尤其是在家里有话语权的人。让他们一起在手术前一天到医生办公室，进行术前谈话。他们听后，再转达给其他家庭成员即可。

另外需要注意的是，"5"这个数字与癌症患者息息相关，是比较关键的分水岭，家属要关注这几个时间。

50岁。50岁是一个分水岭，到了这个年龄，癌症的发病风险开始显著升高，应该开始全面筛查癌症。值得注意的一点是，对于癌症高危人群，比如吸烟者、曾经患过癌症者，直系亲属患有癌症者，有家族性的癌症遗传病史者等，则应该在

50 岁前进行癌症专项筛查。

5 次与 0.5 年。癌症化疗的疗程一般至少为 6 次，如果不足 5 次，疗效可能会大打折扣。按照基本疗程要求，一般 0.5 年，也就是 6 个月左右即可完成全部化疗。所以对于癌症患者来说，5 次和 0.5 年（6 个月）是一个值得期盼的数字。

5 天与 5 个月。手术、放疗、化疗是治疗癌症的"三板斧"。但是每一种治疗手段，都有可能导致并发症的发生。外科手术后患者进入恢复期的时间一般为术后第 5 天，此时，患者的各项指标都趋于正常，也可恢复正常饮食；有些恢复快的患者，术后第 5 天就可以出院，不过这一切的前提条件是没有并发症的发生。放疗的毒副反应比较严重，不仅仅是因为并发症多，更是因为毒副反应持续的时间比较长，一般需要 5 个月左右的时间才能恢复正常，有的患者甚至终身不能恢复。化疗后一般数小时就会出现毒副作用，2 ～ 3 天后就会达到高峰，第 5 天后基本恢复正常。

5 年。对于癌症的复发问题，行业内有这样一句话——1看 3，3 看 5，5 年以后基本不用看了。这句话的意思就是说，对于癌症患者来说，1 年以内如果没有复发那就观察至 3 年，如果 3 年内也没有复发那就观察至 5 年。如果这 5 年里都没有

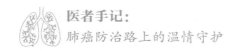

复发，那么癌症复发的可能性就会大大减小，基本上是不会复发了。因此如果过了 5 年，那就意味着肿瘤转移与复发的危险已经大大降低。所以对于癌症患者来说，5 年是一个应该记住的日期。

如何配合患者治疗

一位患者的女儿早上给我发信息："夏医生，我母亲昨晚走了。"

走了？直觉是不可能。前天晚上，她还在微信上咨询有关她母亲治疗方面的问题，那时候老人家还好好的。仅仅只隔了一天，怎么就突然离开了呢？

患者女儿说，母亲是喝农药走的。昨天晚上，全家人都在外面聊天，母亲一声不吭地走进房间。当时她们并没有多想，可等她们回到房间，发现母亲已经把一瓶农药全喝下去了。她们把母亲紧急送往医院，抢救无效，没了。

患者的女儿哽咽起来："没得肺癌之前，她是特别乐观的一个人，很爱和邻里乡亲们聊天。自从3月份知道自己得了癌症后，整个人性情大变。变得不爱与人交流了，还时常一个人躲在房间里哭，有时半夜还偷偷跑出去。"

患者的两个子女，平时工作很忙，家里也有不少琐事，陪

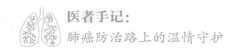
伴母亲的时间并不多。这可能让患者觉得失去了家人的关爱，或者认为家人嫌弃她。

人们得知自己的亲人被确诊为癌症后的第一反应，往往是忙着到处找医院和医生，寻找最合适的治疗方法。癌症患者的心理问题，一直容易被家属忽略。

其实，每一位患者都曾经或者正在经历着挣扎、焦虑、恐惧和无助。

另一个患者的女儿，曾啼笑皆非地说起她的母亲。动手术之后，简直上演了一出"大变活人"。生病之前，母亲勤劳、温柔、体贴，是众人眼中的贤妻良母。即便更年期也极其平稳地度过，并没有情绪上的大起大落。

手术后出了院，母亲变得特别黏人和爱哭，老说她们不关心她。每天给她的两个女儿打许多电话，最多的一天打了二十多次。有时女儿放下电话不到三分钟，母亲就又打过来。工作屡屡被打断，她们不胜其扰。但有什么办法呢？自己的亲妈，只能自己惯着。

对于母亲的病情，她们比较谨慎。无论对乡亲，还是亲戚朋友，都说母亲只是去医院动了小手术。只要口风瞒得紧，真相就传不到老母亲的耳朵里。但母亲自己有时会起疑心，往自己得了癌症上面想，觉得自己活不长了。为了求证，母亲拿药瓶让别人看上面的说明书，吓得两个女儿赶紧把药瓶换掉。

家里，每天都在上演着"谍战剧"，母亲成了"叛逆者"。危险在身边"潜伏"，女儿们每天像生活在"悬崖"，心像"风筝"一样忽上忽下，怕一不小心遭了母亲的"暗算"，只得化身成为"伪装者"，戴上"面具"，听到"风声"后，与母亲斗智斗勇。"于无声处"关心她，也相信，这是"黎明之前"的黑暗，母亲终会战胜病魔。

哪知，他们越对母亲好，母亲越不心安。父亲做了饭，母亲挑肥拣瘦，不是嫌咸了就是嫌淡了，要么说火候不够，要么说炒老了。父亲感念母亲辛劳了一辈子，在她胡搅蛮缠的时候，一直让着她。

母亲又开始多想，天天念叨："肯定是我快不行了，要不我这样胡闹，你还这么让着我？"

父亲见状，朝她发了顿不大不小的脾气。母亲这才放下心，逐渐恢复正常。

家里所有人，渐渐地不再把她当成一个患者看待，"白脸""红脸"轮流唱。母亲以前爱耍小脾气，经常不想吃药，家属们就哄着她吃。现在她苦着脸不想吃药，家属们有时就说"不想吃就不吃呗，那就把药停了"。她见"威胁"无效，只得乖乖地把药吃掉。

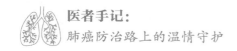
在一家人的齐心协力下，母亲安然度过了 5 年的危险期，现在一切正常。

其实不光女人的脾性会变，那些表面看似强大的男人，可能更加接受不了这个现实。平时顶天立地的男子，一下躺倒在病床上，有的朝自己的子女破口大骂，有的又哭又闹，有的整天以泪洗面，嚷着不如死了算了……

俗话说"老小孩"，即使健健康康的老人，在年老后，脾性也会"返老还童"。而疾病，会让那些走遍千山万水、看多世态炎凉、历尽人间沧桑的男人们，即使脸上的褶皱堆成菊花，内心也变成无助的小孩。所以，把这些患者当成小孩哄着就行。

朋友说起她的父亲。父亲是从局领导岗位上退休的，以前在单位温文尔雅，谈吐有度，备受尊重。年轻时脾气很好，追求他的姑娘很多。他懂心疼人，又知道呵护人，她在父亲的保护下安然无恙地长大。

没想到，父亲老了，变得有点不可理喻。得了重病后，更加不可理喻，连他那 5 岁的小外孙都不如。要人哄，要人陪，喜欢黏人，爱偷着吃东西，爱耍脾气……于是，家人称之为"刘三岁"。

父亲动完手术后，因为母亲说错一句话，在病房里当着许多人的面，对着她们娘俩大吼。手术后出院，在回家的路上，她按医生交代，嘱咐父亲不能吃什么，不能做什么。父亲瞬间暴怒，在高速行驶的车上，要打开车门下车，把她们吓出了一身冷汗。

吃饭时，她劝父亲多吃点鱼和蛋，少吃点米饭。父亲气呼呼地说："要是这也不能吃，那也不能吃，活着有什么意思？你不让我吃，我偏吃。"本来放下筷子的他，又吃了半碗米饭……

这，只是撷取无数患者中一些小小的片段。那么，患者生病后，为什么会突然变成这样呢？

确诊肺癌后，按心理学的角度，患者会经历几个阶段：

拼命否认期。看到病理单上出现"癌"字时，绝大多数患者的第一反应，就是不相信。他们往往会拉着医生的手，哭着喊着反复问："医生，你是不是搞错了？我不可能得肺癌的，为什么是我？这一定是搞错了，不会是我。"与此同时，患者还会去寻求更大的医院、更优秀医生的诊断，希望能出现奇迹。

悲痛期。在经过多种检查、多方确诊后，患者会进入悲痛期。这个阶段，患者的心理往往是："太不公平了，我还这么年轻就让我得这种绝症""我还有很多梦想没有实现，我还有很多事情没有完成，老天爷为什么要这么狠心""我从来不吸烟，

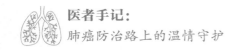
不饮酒，生活这么规律，为什么我会得癌症"……还有的患者则表示："得了肺癌，我特别生气，凭什么是我呢？我又没做什么伤天害理的事情，老天爷为什么要惩罚我"……

在不得不接受自己患癌的残酷现实后，患者往往表现得异常愤怒和悲痛。有种被命运捉弄、被生活遗弃的感觉。于是，有的患者会将这种悲痛和不满，发泄在家人、朋友等周围人的身上。他们明知道这是在乱发脾气，但就是不能控制自己。

合作期。这时候，专业医生会和患者沟通：目前肺癌有多种治疗方法，效果都不错。尤其是手术治疗，术后的生存时间和生存质量都比较理想。

患者内心的那块大石头终于暂时落下，从悲痛转入合作期。这个阶段的患者心理慢慢趋于平静，开始积极配合医生治疗。进入"合作期"后，患者会千方百计寻找治疗的办法。听说哪些药物能治愈肺癌，会想方设法买到。饮食上，这个能不能吃，那个要不要多吃，也成了患者关心的事情。

厌世期。配合医生接受一段时间的治疗后，患者想到自己的病情给家里带来的经济压力，想到原本一片光明的前途变得黑暗渺茫，想到自己要经历的身体和心理创伤，便会产生难以言状的悲痛。更有甚者，直接放弃治疗，选择结束自己的生命。

进入"厌世期"的患者，显得异常消极，常常一个人躲在屋子里哭泣。这一阶段，对于患者和家属来说都是一个煎熬的过程。

接受期。很多患者最终意识到，否认、悲痛和哭泣都是徒劳的，只能接受现实。大多数患者进入"接受期"后，表现出乐观积极的心态。

抗癌是一个漫长的过程，家属要做好相关心理准备。在这个过程中，肺癌患者的心理一般都很脆弱，情绪波动很大。这个时候，更加需要家人的理解和陪伴。医生和家属不仅要关注治疗方案，更需要关注患者的精神状态。

了解患者的心路历程，我们会多一些理解，多一些包容。时常陪患者聊聊天，了解他们心中的疑问和想法，及时开导，让他们调整好自己的心态。这样才能更好地面对肺癌，战胜肺癌。

除了生死，都是小事

一位老者在老伴的陪同下来医院就诊，检查结果出来，肺癌晚期。直接告诉老者或老伴，我怕他们接受不了，便问患者老伴："阿姨，你们几个孩子啊？"阿姨点头说："有一个儿子。""那能让他来一下吗？"话音未落，她的眼泪便忍不住地往下掉。

原来，他们爷俩感情淡薄，从小到大，在一起就是各种看对方不顺眼。儿子长大后，考了外地的大学，又在外地工作和结婚，一年中，最多过年回家一趟，平时甚至不怎么联系。即使打电话，儿子也是和母亲说，和父亲还是和以前一样，话不投机半句多。

患者很久以前就感觉不舒服，阿姨觉得儿子在大城市，想和他说说。固执的老伴与她吵闹，死活不让说。这不，直到现在，儿子也不知道他们来了医院。说到这里，阿姨已经泣不成声。

我要了他儿子的电话号码，打通电话后，简单和他说明了情况：患者肺癌晚期，生存期短则几个月，长则半年一年。再多，就看是否有奇迹发生了。

患者儿子用最快的速度赶了回来，见到我之后，崩溃地大哭。他和父亲之间有隔阂，这么多年说过的话，数都数得过来。爷俩倒不是有什么过不去的事，只是性格不合，说话超过三句就会吵起来。他心目中，父亲还是他小时候的样子：大男子主义、自负、脾气暴躁。这次回来仔细一看：父亲黑了、瘦了、老了，面对自己时竟然像个小孩子一样抹眼泪。

这回，这个儿子请了假，陪伴父亲化疗，和父亲聊天，给父亲打饭喂饭、擦脸洗脚……父子之间能有什么过不去的事情呢？这么多年的坚冰，在癌症面前，一下子全融化了。父亲处在生死边缘，他才突然意识到，亲人之间的那些小矛盾，和死亡比起来，不值一提。除了生死，都是小事。他最后悔的事情，就是以前没有好好和父亲相处。

还有一位患者家属，她的母亲因为体检查出肺癌，癌细胞已经转移，失去了手术根治的机会。这时，她猛地想起母亲的一个愿望。

母亲一辈子没有出过远门，娘家和婆家都是一个村的。她到过最远的地方，是县城。她考上大学后假期回家，母亲听她

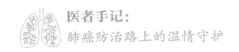

讲外面的世界时，眼里充满着憧憬。

参加工作后，有好几次，她想带母亲去北京、云南、内蒙古等地旅游。让母亲看看首都天安门，看看云南的洱海，看看一望无际的大草原……每次，母亲都拒绝了。拒绝的理由很多：你刚参加工作，用钱的地方多；现在有对象了，要攒钱买房子；结婚要钱，生孩子也花钱，多攒点钱没坏处；孩子还小，咱们都走不开……一直到查出肺癌，她和母亲的旅行，一次都没有实现过。

这回，她决定放下手头上的一切，带母亲出去看看世界，完成母亲多年来的愿望。

"树欲静而风不止，子欲养而亲不待。"面对他们的后悔惆怅，我想起了一句歌词："我们不慌不忙总以为来日方长，我们等待花开却忘了世事无常……"我们一直以为，现有的生活会继续，从来不会想，大病、意外会在某一天落在我们身上。

听过这样一件事情。一个年轻男子，因为上有几个老人，下有两个孩子，爱人在家带孩子没有出去工作。每天一睁开眼，就是房贷车贷和孩子的奶粉钱。他为了多赚点钱，放弃了朝九晚五收入有限的工作，开始开出租车。

为了多点收入，他车上放着被子。累了困了，就在车上眯一会儿。一有乘客，立马就走。一天早上，他被发现在车中猝死——连一点微小的抢救机会，都没有留下。

为了实现人生价值、改善家庭状况、给家人更好的生活，拼搏奋斗、努力上进无可厚非。但有的拼搏奋斗损害健康甚至付出生命，代价是巨大的。这样不顾身体，反而会让他们最在乎的人失去最亲的人，经历难以言说的痛苦。

纪录片《生活的减法》中，有一个中年漫画师，在游戏行业待了十几年。基于行业性质，有时他们半夜两点还在开会。一次开会的时候，他眼前一黑晕倒了。从这开始，他突然意识到这样持续下去，自己性命堪忧。如果自己没了，妻子、孩子怎么办？如果辞掉这份工作呢？他的收入虽然会骤减，生活质量会不可避免地降低，但至少能陪着最亲最爱的人。如此衡量，他最终还是下定决心辞职，开始在家画漫画。虽然收入比上班时少了许多，但陪伴妻子、孩子的时间多了，整个人的精气神也好许多。比起以前，家也更温暖。

我们知道，癌症的发生往往是一个长期、渐进的过程，要经历多个阶段。从正常细胞到癌细胞，再到形成肿瘤，通常需要 10 ～ 20 年，甚至更长。当危险因素对机体的防御体系损害严重，机体修复能力降低，细胞内基因变异累积至一定程度时，癌症才会发生。

所以，从现在开始爱惜自己的身体，一定不晚。健康是

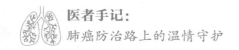
1，别的都是后面的 0。没了健康，再多的 0 也没有意义。

当你还是万分想不开时，那么，去医院走走看看吧。看看患者正在经受的痛苦与煎熬，看看那一双双渴望活下去的眼睛，看看那生死相隔的瞬间……他们最大的盼望，不过是能够医好身上的疾病，让身体恢复健康。有些患者的愿望，甚至只有两个字：活着。而这些，却是我们现在所拥有的。

即使你觉得自己一无所有，也别忘了你还拥有一笔巨大的财富，那就是健康的身体。我们身体每一个部位，都是无价的。健康的心肝脾肾、眼睛耳朵鼻子嘴、手脚发肤等，都是无价之宝。在生活中受点小伤，身上留个疤痕，我们都会忍不住难过。假如失去一只眼睛、一块肺、一个手指头，你愿意吗？答案不言而喻。

许多人只有到了生与死的边缘，才明白生命中最重要的是什么。原来，与生死相比，自己追求的竟是一片虚无。在生死面前，我们所追求的财富与事业，会显得渺小；我们所看重的婚姻破裂、事业受挫等困难，会变得微不足道；我们斤斤计较的生活琐事，几乎可以忽略不计……和生死相比，所有的事都是小事。

我们每个人，不必非要到了生死边上，才意识到这些。生活中，在我们做一些事情的时候，不妨问问自己：这样做，能让我的生命和健康状况变好还是变坏？在吸烟饮酒声色犬马的时候，在因为工作长时间加班熬夜的时候，在因为老公孩子不如意生气的时候，在彻夜打游戏的时候，在暴饮暴食的时候，在沉浸在负面情绪中不能自拔的时候……都这样问一问自己。当你知道，这些不仅不能为我们的健康添砖加瓦，还可能会让癌细胞"乘虚而入"时，心中就会响起警钟，对自己喊停。

面对生活中的挫折磨难，感觉走到人生谷底时，不妨问一下自己：如果生命只剩下三个月，我会如何对待现在发生的事情？面对有隔阂的亲人朋友，是冰释前嫌，还是继续互相折磨？生活中所烦恼的那些琐事，还会如此在意吗？你会不会在每天看着太阳升起时心怀感恩，会不会去拥抱你的亲人，打心眼里珍惜眼前的日子？

我们还可以进一步问自己：如果生命只有几个月，我最想要的是什么？每天沉浸在生活琐事中的我们，往往会忘了心底最深的渴望。这样问一下自己，会让我们正视内心，知道真正想要的是什么。

如此，我们也可以在繁杂喧嚣的世界中，去寻找属于自己内心的宁静家园；我们也可以在平凡普通的日子里，选择出去看看世界；我们也可以，列一列属于自己的"100项愿望清单"，去一项项完成。

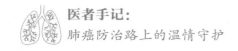
这三个问题，能帮我们过滤掉不重要的东西，留下真正需要的。能使我们克服诱惑，走在正确的道路上。

在医院见多了悲欢离合，见多了贫穷与富有，见惯了得意与落魄。我深深地意识到，美好的人生不是金钱，不是名利，也不是其他虚无缥缈的外在东西，而是健康的身体、温暖的家庭、热爱的工作、知心的圈子和融入骨子里正确的三观。

我也更能体会到，某知名作家说过的一句话：你要记得，那些黑暗中默默抱紧你的人，坐车来看望你的人，陪你哭过的人，在医院陪你的人。是这些人，组成你生命中一点一滴的温暖。

这个世界上，除了生死，其余都是小事。健康且积极向上的生活，才是生存的至简大道。

第五章

医患关系
如何更融洽

如何与医生保持高效良性沟通

在门诊坐诊时，有时会遇到一些令人啼笑皆非的患者。他们倒不是不配合，就是有点答非所问，或者没用的话过多。我们虽然脸上带着微笑，却又无可奈何。

曾经遇到一个患者，就是这种情况。

我问患者："您身体哪里不舒服啊？"

她说："咳嗽得厉害，老好不了。"

"咳嗽多长时间了？"

她答："我想想啊，上个月我外甥结婚，那时就咳嗽了。大上个月孙子在幼儿园和小朋友打架，那时我也咳嗽了。还再上一个月，对，就是那时候，我记得是在田里干了一天活儿，好像着了凉，晚上回家，就开始咳嗽。当时还吃了以前的几片感冒药，也没见好，一直拖着。"

我没有机会打断她的长篇大论，又耐心地问她："阿姨，您以前在别的医院检查过吗？"

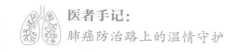

患者答："检查过，在县医院检查过。上个月吧，儿子开车带我去的。"

"那今天片子（CT 检查报告）带来了吗？"

"片子，没带啊？都不知道被家里那个小兔崽子放哪去了！对了，医生，我不该说粗话，你们都是文化人，被我孙子拿着玩来着，不知道是不是丢了。"

我点点头，继续问："您需要抽血做检查，今天吃早饭了吗？"

患者一说起来又刹不住车："吃了啊！人是铁饭是钢，一顿不吃饿得慌。今天早上吃的馄饨。啊呀，那家店的馄饨特别好吃，忍不住吃了两碗！"

…………

就这样，我问一句，她答五句十句，话匣子打开谁也拦不住。听起来像说相声似的让人欢乐，但说得多却不到点子上。其他患者四五分钟就问诊完，她用了近半个小时。

外面的患者还在排着长队，见里面长时间没有动静，又一直没有叫号，心急如焚。他们晚半小时就诊，可能今天就拿不到检查结果，还要在这里等一天。诊室的门打开又关上，不时有患者探头进来看情况。作为医生，即使心里再着急，也得一步步来。因为如果不了解清楚情况，可能会对患者的病情作出错误判断。

如果患者是第一次来医院就诊，医生通常会进行例行问话。其实，患者只需简短、准确并如实回答就可，比较重要的情况，可以多说几句，没必要说一些和病情无关的事情。在大医院里，门诊挂号排到一百多号。医生的时间，平均分配给每个患者的只有几分钟。像上面那个患者那样，不光耽误自己的时间，也会耽误医生和其他患者的时间。

患者或家属与医生有效且高效地沟通，实在很有必要。为了方便医生能够更准确、全面了解患者的病情，做出精准确切的诊断，有以下几点建议：

第一，充分准备好就诊资料。来医院的人，大都会因心情紧张而忘记一些和病情有关的事项，这有可能影响就诊。所以就诊前，最好找纸笔，把以下事项整理一下：

①准确描述病症。包括发病时间、发病症状、发病的持续时间、发病前有无诱因、因为出现了什么症状才来就医。就是客观地记下自己哪里不舒服，从发病到就诊，共有多长时间。慢性发作可以不必太精确，急性发作最好说出准确时间。尽量不要说如"两天了""前天夜间""昨天上午"等模糊时间，具体到小时最好。比如：前天上午九点腹痛，今天上午九点就诊。有些患者会这样计算：前天、昨天、今天共三天，其实仔

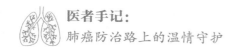
细计算发病就四十八小时。

②就诊史。如果此前在其他医疗机构做过检查或治疗，要向医生说明情况，携带检查结果一同就诊。因为三甲医院的检查结果可以共享，这样就不必再重复检查，也有助于医生快速做出判断。

③检查史。如果患者进行过相关检查，或者近期做过体检，可携带报告一同就诊。

④用药史。如果在就诊前服用过相关药物，最好携带药盒就诊，并向医生说清楚服药效果。如果服药有产生副作用，也要向医生说明。

⑤过敏史。如果之前发生过药物过敏，一定要与医生说明，避免因药物过敏引起不良反应。

⑥手术史。如果之前做过手术，不管大小都要及时与医生说明情况，方便医生诊断疾病。

⑦是否有家族病史。如果家中有直系亲属曾患此病，建议向医生说明。

第二，向医生描述症状，说明病情。患者来到诊室，医生通常会问一些问题。这时，要简洁明了地说明自己哪里不舒服，有什么症状等。我们来医院，就是想要治病，不要觉得不好意思有心理负担，或者对病情有所保留。医生问的问题，一定要如实相告。对自己的病情和感受，要实事求是，既不能夸大，也不能轻描淡写或掩盖。

描述症状的时候，如果发热，需要说一下从什么时间开始发热，以及发热时的具体温度；如果呕吐，需要说一下呕吐的频率，呕吐物是什么样的气味和颜色，量大约是多少等；如果腹泻，也需进一步说明腹泻次数和性状等。

如果患者以前患有慢性疾病，现在开始加重，要告诉医生，起初发病什么表现，有无做过检查，有无经过治疗。如果把以前的检查结果及就诊记录带来了，要交给医生。

第三，根据医生的问话来回答，不要答非所问。医生问诊大都带有目的性，用来判断患者的病情，以便快速做出判断。所以，就诊时一定要专注，不要走神，或者心不在焉地玩手机等。要认真听清楚医生问的是什么，思考一下，照真实情况回答就可以。

回答要做到精准描述，该说的一定要说清楚，漏掉或者提供不实的信息，可能会让医生误判误诊。

第四，尽量用正向的语言和医生沟通，少抱怨或否定。诊疗后，如果不需要住院，就可以开点药带回家服用。医生会告知复诊时间、注意事项等。这些一定要记好，一般都对患者病情恢复很重要。复诊时一定要携带医生开的病历和检查报告，

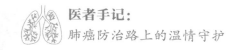

并告知医生治疗效果。

如果病情较重，涉及住院，那后续的各项检查、手术等，与医生打交道的机会更多。术前，医生会把《手术知情同意书》翻给家属看，一项项解释。术中，一般来说，手术切除下来的组织，会拿出来给患者家属看，说明情况。术后，医生会每天例行查房，询问患者情况等。

第五，在和医生交流时，要做到心平气和。即使对某些地方有疑问，大吵大闹也不是好的解决方式。曾经有肺癌患者手术后，回家饮食生活习惯等方面不注意，半年后复发，便怀疑医生手术时没有完全摘除癌细胞，来医院大吵大闹。后经调查证实，这位患者属于癌细胞转移，以前的手术并无不妥之处。

其实，作为医护人员，大多都有着极好的职业操守，我们都很爱惜自己的羽毛。救死扶伤是我们的职责所在，每一台手术，都会用最优的方案，尽最大的努力。我们心里明白，如果一台手术失误，可能是职业生涯中不可避免的失败率，但对于患者来说，就是全部。所以，我们不会故意为难患者。

再说，一台手术，是几个医护人员一起商量的医治方案，事先做好了分工，由麻醉医生、主刀医生、护士等许多医护人员共同协作完成。单凭一个人，在众目睽睽之下很难作弊。我们都知道，在手术时癌细胞即使全部摘除干净，回家休养时如果各方面不注意，还是会重新长出来，或者，转移到其他组织或器官。

正规的医院，都有着极严格的管理制度。患者如有疑虑或担忧，可用笔写下来列清楚，尽管问医生即可，医生会给明确的解释和建议。

高效的沟通对话，是令人感到轻松愉快的。我们在看病问诊时，掌握这些小技巧，会更加顺利。

九大妙招，让看病不再难

提起去医院看病，尤其是去大医院，不少人都犯难：挂不上的号、排不到头的队、做不完的检查……也有许多人害怕去医院，倒不是怕多花钱，怕的是麻烦。

一位朋友曾说过，他现在感冒了，从不去医院，都是去药店或诊所。他曾向我"吐槽"过一次他去医院就诊的历程，实在太麻烦了。

那时他所在单位的一项重要工作正处在关键阶段，作为中坚力量的他，因为着急上火，开始感冒咳嗽。这时候他不敢也不能倒下。为了不让感冒加重，快点儿好起来，他便去了附近一家诊所。诊所医生对他说要挂点滴，他问多长时间才能好，答曰："一天挂三小时水，要连续挂七天。"

他毫不犹豫地转身离开了——对他来说，时间是极其宝贵的，他没有这么多时间。

他突然想起，附近一家医院自制的糖浆对咳嗽极有效果，便想去买点儿带到单位喝。到了医院，挂号排队用了半小时，再去候诊区候诊。墙上的大屏幕上，半天都叫不到他的号，把他急得坐立不安。两小时后，终于轮到号，他去了诊室。医生问了问情况，戴上听诊器听了半分钟，在电脑上开了点消炎和止咳化痰的药，前后没用五分钟。因为拿这点儿药，用去了他宝贵的一上午。

从那以后，他再也不想去医院了——他怕麻烦，又太耽搁时间。以后有个头疼脑热的，就去附近的药店买点药。

其实，医院的正常流程就是这样的。到哪个医院，都不会说你想要什么药，人家问都不问就给开方子。

不舒服去药店买点药吃无可厚非，可是有些症状看似小毛病，自己想当然地去药店买点药吃容易南辕北辙，耽误治疗，延误病情。比如像咳嗽、咳血、头晕头疼背疼等，看似感冒症状，往往是一些大病的前兆。去大医院就诊，容易早发现早治疗。有些患者甚至连药片都不吃，自己用偏方治疗。比如：腹泻，自己去地里摘点野菜吃；食物中毒，在家自己处理；等等。这样，极易耽误病情。

其实，我们去医院，只要掌握了以下九大妙招，看病就不会难：

选医院。当身体出现一些不适症状，只大概知道哪个位

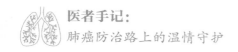
置不舒服，并不确定是哪里的问题时，最好前往综合性医院。不同的疾病有可能症状表现类似，在综合医院内会诊、转科会比较方便。当检查大体确定了病症出在哪里，想再次找专业的医院确认一下，最好去专科医院。已经确诊疾病的患者，最好去专科医院接受专业治疗。如果是眼睛的问题，那就去专业的眼科医院；如果是心脏有问题，那就去心脏病医院；如果是肠道出了问题，那就去肛肠医院；如果是疑似癌症，那就去肿瘤医院……

挂号。为了避免患者排队，大多医院开通了网上挂号功能。可以提前在网上找到要去的医院，注册个人信息，一般是提供身份证号、手机号等。根据提示，选好科室及就诊的医生，交挂号费。一般来说，在预定时间前二十分钟到，就可以在约定的时间内就诊。这样就解决了排队的麻烦。

至于挂普通号还是专家号，建议初诊挂普通号，确定治疗方案挂专家号。初次就诊挂普通号一般就够，让主治医师对患者的基本情况有个大概的了解，对病情也有初步的判断，确定还需要做哪些检查才能明确诊断。等到检查结果出来后，如果需要确定相应的治疗方案和进一步治疗，可以再挂专家号。

看门诊尽量早去。挂号的医生如果当天坐门诊，最好早点去。因为，有时凭望闻问切是确定不了病症的，还需要做各项检查才能确定。假如预约了早上九点看门诊，医生开了检查单，两个小时后结果出来。那么，在十一点左右拿到检查结果，就可以直接去找医生看。但如果十点半才看上门诊，等检查结果出来的时候，门诊医生早就下班了。有的甚至要做好几项检查，去晚了可能当天拿不到结果，需要第二天再来。所以，越早去门诊，越能节省时间。

准备病历资料。去医院就医，患者一定要带全病历本和相关的检查结果。病历本记载着患者相关的病史过程，对于病情诊断有很大的帮助。一般来说，大部分三甲医院的检查结果是互相承认的。也就是说你在 A 三甲医院做完的检查，只要带好检查结果去 B 三甲医院就可以避免重复检查。当然，也没必要把自己多年来所有检查结果都带上，只需带近半年的检查结果就可以。比如半年内的：血常规、尿常规、便常规、血生化检查、胸部 X 线或 CT 报告、肺活检病理报告、支气管镜检查报告、肺功能报告、肿瘤标志物、骨扫描、磁共振（MRI）、PET-CT 等等。

和医生友好交流。要心平气和地和医生交流，如实告知病情，切忌隐瞒病史，尤其是一些对于疾病诊断有关键作用的信息。因为第一次就诊，医生一般根据患者及家属的相关描述来快速了解情况，初步判断病情，以及确认需要做哪些检查等。

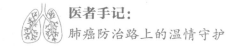
许多患者在见到医生时，会非常紧张。就像在考场高度紧张的气氛中，往往有一些本来会做的题目，也不会做了。这种情况下，会忘掉一些重要的症状、发病经过等。所以，在来就医之前，最好先列一个症状小清单：是否有咳嗽，是的话，已经持续了多长时间；咳嗽中有没有痰，痰中有没有带血；有没有胸闷气短的情况，如果有，持续了多长时间；有没有感觉到没有力气，是否体重无缘由地下降；等等。

另外，还有一些情况，也需要列个单子。是否有肺癌等恶性肿瘤家族史；有没有吸烟史，吸了多长时间，每天吸多少支；是否有肺结核等其他疾病；有没有在特殊环境里生活或工作；是否有药物或食物过敏；等等。

缴费。曾经，"伸手要钱"（指身份证、手机、钥匙、钱包）是出门必带的。现在，貌似带上手机，一切皆可行。无论在路上还是在医院，人多眼又杂，带着大量现金容易丢，也太惹眼。然而，有些医院却只能付现金或者刷卡，所以要做好两手准备，可以带少量现金，再带上余额充足的银行卡或医保卡。

取药。取药的窗口和缴费窗口一样，队伍经常排得很长。我们不妨用科学的统筹方法，取药和缴费最好同时进行。如果有两个以上的家属陪同，最好一个家属排队缴费，另外一个家属去取药处排队。这样"双管齐下"，缴完费之后可以直接取药，能节省很多时间。

医嘱。看完病取了药后，先别着急离开，需要和医生确认好吃药的数量和次数，服药需不需要忌口等注意事项，以及下一次复查的时间。按照医生的医嘱服药，不胡乱吃，对病情的恢复有百益无一害。

复查。去医院复诊的时候，最好还是找上次给你诊疗的那位医生，因为他对你的病情比较了解，可避免重复检查和用药。复查时也要带上病历及相关检查报告，并简要说明情况。因为医生不一定记得所有的患者，但一看 CT 报告和服用药物的清单，便会一目了然。

另外，患者就诊时，可能需要进行 CT 等检查，应避免穿有装饰亮片的上衣、带拉链的连衣裙、带钢圈的内衣等含金属的服饰。

这些就医前的工作准备充分了，就不会再惧怕去医院。而且，就医的过程会变得很顺利。

医者仁心，相信专业的医生

父女俩走在马路上，走到盲道处，女孩好奇地问："爸爸，这是条什么路呀？"爸爸蹲下身微笑道："这叫盲道，是专门给那些视力不太方便的叔叔阿姨走的。"女孩似懂非懂地点了点头，继续问："爸爸，我们一起闭着眼睛走这条路可以吗？"

望着孩子渴望的眼神，爸爸答应了。于是，爸爸的大手牵着女孩的小手，两人闭着双眼走在这条盲道上。好不容易走完了这一段路，爸爸问女孩："宝贝，刚刚和爸爸走这一段路有什么感受吗？"女孩回答："我有好几次都快摔倒了，路上还有好几个坑，幸好有你在我身边。"

正常人闭着眼睛走一段路都快摔倒了，那些眼睛不方便的朋友，可是要走一辈子的啊！如果我们设身处地为走这条路的人想一想，盲道上就不会有诸如"自行车""香蕉皮"等拦路虎。

同样的道理，如果在医院工作的我们，能够站在患者角度考虑问题，就会多一份包容和理解，医患关系会更加和谐美好。

我曾去沿海城市一家县级医院做过调研，他们医院有一件事让我印象极为深刻。这家医院会对新入职的每位医生进行岗前培训，让他们拿着医院发的就诊卡，以患者的角色去挂号、看病，经历一个"正常患者"该经历的一切看病流程。卡里充值 300 元，要求他们必须花完。培训结束后，要求每位"患者"对接诊自己的医生，给予相应的评价和打分。还要以"在未来行医生涯中，自己该如何做好医生这一角色"为主题写一篇文章。

这个培训，会让他们在未来的职业生涯中，设身处地为患者着想，理解他们的感受和心情。

我虽然没有经过这样的培训，却和患者一样，亲身经历了一场"生死劫"。几年前，我查出肺部有结节，那一个月简直不知是怎么过来的。除了工作外，注意力动不动就转到了那个小小的肺结节上。

坐在办公室电脑前，盯着患者的 CT 报告，我会不自觉地陷入沉思："这位患者的肺部结节，和我身上的结节长得一模一样，我是不是真得了肺癌呀？"早上起床，看着镜子里的自己，会陷入极度恐慌："怎么感觉锁骨上长了个瘤子啊，而且

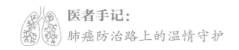
还有点大，是不是肺癌已经转移到淋巴结了？"去食堂吃饭的路上，我会突然停下来望向天空："腿怎么这么痛！都好几天了，不会是肺癌骨转移了吧？"有时半夜猛然醒来，我会睁大眼睛盯着天花板，不自觉地流出眼泪："为什么我的肺上会长结节，为什么是我而不是别人？我可不想这么年轻就离开人世，我还没娶老婆，还没有建立温馨的小家，还没有孩子，还有很多的梦想没有实现呢！"

整整一个月的时间，我陷入这样的一个心理状态中。时而怀疑，时而悲观，时而痛苦，时而怨恨……反反复复，循环不已。

以前的我，一直不能完全理解患者的心情。因为我知道肺结节有百分之九十五的概率是良性的，它并没有那么可怕。看到吓得脸色发白的患者，心里往往颇不以为意。就算有患者说自己肺部有小结节，我都会"公事公办"，让患者定期随访观察就可以。

可当我这个医生变为"患者"的时候，才真真切切体会到了什么叫煎熬，什么叫心里没底，什么叫茶不思饭不想……那些日子，我每天都活在不安和恐惧之中。作为一个医生尚且如此，普通的患者又该是如何度过那些"定期复查"的日子的呢？我反复地问自己，也在反复地思考。

最后结果出来，还好是虚惊一场。但感谢这段经历，让我体会到了患者的心路历程。在以后的接诊过程中，我对患者学会了发自内心的理解和包容。

我所在科室的主任，在我刚参加工作时，也亲身给我上过活生生的一课。

那天，一位患者来到护士台前找到护士长，非要调换一下床位。原因是有位刚刚入院的患者是她的老乡，她想和老乡住在同一个房间。说是熟人之间聊天有共同话题，互相也能有个照应。

科室床位本来就紧张，多少人还在后面排队等着床位，能住上已经很不容易了。这位患者只是单纯想找个伴，迁床的理由未免太过勉强。对此，护士长有点为难。患者见护士长没有一口答应，情绪瞬间激动起来："我想和老乡住在一起都不行吗？你们这什么破医院呀？"

主任听到动静从办公室走了出来，问清事情的原委后，悄悄和护士长说了几句，答应了她的"无理要求"。

目睹眼前发生的一切，我十分不解。主任语重心长地对我说："小夏呀，每个人都不容易，而患者更加不容易。生病住院对于他们来说已经是打击了，如果他们在这里受到的是冷遇，面对的是冷脸，没有感受到半点温暖，那我们和那些仪

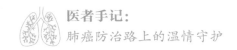
器、设备有什么区别？我们要尽自己所能，让病房有着人性的
温度。虽然病魔是无情的，但我们有温暖的话语，和气的态
度，在自己力所能及的范围内去帮帮他们，何乐而不为呢？"

这是自内心发出的，一种悲天悯人的情怀。望着满脸皱纹
的老主任，我心中的崇拜之情油然而生。我下定决心，也要传
承这种精神，把这种精神发扬光大。

有的患者有了床位要调床位，也有的患者兴冲冲奔着我们
医院而来，却没有床位，失望之情溢于言表。

一位患者和他的家人从乡下来到我们科室看病，女儿搀扶
着骨瘦如柴、面黄肌瘦的母亲，父亲肩上扛着编织袋、手上提
着塑料袋，里面装满了衣物。

女患者一直咳嗽，说是全身感到不舒服，想过来住院。但
我们科室当时已经没有床位了。比他们来得早的，很多大老远
赶来的患者，现在也都在外面排着队。患者老公赔着笑脸央求
主任，主任表示爱莫能助。

患者老公以为主任是在推托，于是把主任叫到一边，往他
手里塞了一个厚厚的红包。主任怎么也不收还告诉他们，作为
医生是不可能收红包的，说没有床位是真的没有床位，如果有
了空床位，会第一时间打电话通知他们。

这里和大家解释下，在医院看病的时候，不要想着某件事

没办成，是因为没给主治医生或主任送红包。作为一名医生，救死扶伤是我们的责任，也是义务，大部分医生是不会接受患者的红包的。而且，在医院里，患者是平等的。如果对一个患者开了后门，那就意味着对其他患者不公平。

虽然我国医疗水平和医生的整体素质，相比之前都有大幅度的提升，但仍有很多地方需要改进。我们不仅要看到进步，也应该正视如今医疗中存在的一些不足，进而加以改正，为患者提供更好的医疗环境。

我们医学院的学生开学第一课，就是作为医学生宣誓。健康所系，性命相托。当我步入神圣医学学府的时刻，谨庄严宣誓：我志愿献身医学，热爱祖国，忠于人民，恪守医德，尊师守纪，刻苦钻研，孜孜不倦，精益求精，全面发展。我决心竭尽全力除人类之病痛，助健康之完美，维护医术的圣洁和荣誉。救死扶伤，不辞艰辛，执着追求，为祖国医药卫生事业的发展和人类身心健康奋斗终生！

这短短的誓言，如果用一个词来形容，就是"医者仁心"。作为医者，在救死扶伤的过程中，不仅要具备高超的医术，更要有一颗关爱他人的慈悲之心、仁爱之心。我，我们，将身体力行，坚守这个誓言。

医生能做什么，又对什么无能为力？

那次刚做完一台手术，路上遇到一位肺癌患者的家属，她刚拿到 CT 报告。家属把报告单递给我，让我看看是什么情况。检查报告单上面清晰地写着：第 6、7 肋骨转移。也就是说，患者体内的癌细胞已经发生转移，失去了手术意义。而且，患者生存期不会很长。这就意味着，又一个家庭，要面临亲人的生离死别。

我本想把实情告诉患者家属，但当我看到她那满怀希望的眼神，只是默默地调整了一下情绪对家属说："您先别急，等我把 CT 报告拿给主任，我们一起商量后再做决定。"我不忍再看那眼神，再看下去，我也会跟着落泪。在我转身离开时，背后家属传来近乎哀求的声音："医生，早日手术，早日手术……我们这个家，不能没有他……"

这个患者五十岁出头，像这个年龄的大多数人一样，上有老人要赡养，下有儿女未婚，他是家中的顶梁柱。妻子极其焦急，一直央求我们早点为他动手术，让患者早日康复，早日出院。他们想让患者好起来，想让这个家，还是一个完整的家。

作为医生，我们非常理解家属的心情。但医生不是万能的，我们内心也常常充满着无助。

从这位患者的病情来看，已经没了手术的必要。他最终决定采取保守治疗，效果并不是太好。患者难以接受，妻子整天以泪洗面。这个处于壮年的男人，眼看着生命力一点点地消失，直到死亡。老人失去了儿子，儿女失去了父亲，妻子失去了丈夫。又一个家庭，支离破碎。

很多时候，我们痛恨自己的"无能"，感到愧对"医生"这个称号。因为医学的局限性，我们不能消灭癌症，拯救生存欲望很强的患者。只能目睹着他们，在生死的边缘痛苦挣扎。

作为一名医生，尤其是每天和患者打交道的年轻医生，在和患者交流和治疗过程中，常常会对他们的痛苦和困扰产生共情。我们理解患者的心情，并感同身受。

有的患者来就诊时，已经没有了有效的治疗手段，只能默默等待命运的审判；有的患者无法承受放化疗的副作用，十分痛苦；有的患者明明可以手术治疗，却因为经济原因不得不选择放弃……面对这些，我们常常感到无能为力。所以，我经常问我自己，面对患者，我能做些什么？

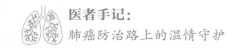
患者来到医院，我们会通过沟通、看以前的病历资料，进行检查诊断，开处方及医嘱。如果病情不太确定，那么需要开检查单，再根据各项检查结果，确认病情处于哪个阶段。

我们会根据患者身体情况及所处阶段，提出治疗建议，选择最佳的治疗方案：手术、放疗、化疗等。治疗之后，每天查房，并随时关注患者病情。病情一旦发生变化，我们会及时做出处理，并做好相关记录。面对家属询问耐心解答，我们还负有保密与"圆谎"的责任。患者出院时，我们会下医嘱：药怎么吃，有哪些注意事项，什么时间再来治疗或复查，等等。

这些，是医生的职责和工作。但是，我们医生，尤其是肿瘤科的医生，治疗只是其中的一方面。除了治疗，我们更要理解患者的需求，为他们提供心理和情感上的支持。医生与患者之间，只有在建立信任的关系后，才能好好"合作"，一起打败那个顽固的敌人，帮助患者度过人生的至暗时刻。

正如医生特鲁多所说："医学有时是治愈，常常是帮助，总是去安慰。"我们有时候治愈不了癌症，但无论如何都可以给患者心理和精神上的关怀。

举几个身边的小例子。

那天下了班，我脱下白大褂正要走，一声急促的"夏医生"让我止住脚步。一位老年患者的家属小跑过来，神色慌张地说她老公一直在痛苦地呻吟，不住地喊疼。其实，患者在手术后第二天切口疼痛，是再正常不过的事情，根本没必要大惊小怪。但我还是二话没说跟着她来到病房，认真询问患者哪里不舒服。用听诊器等做了一番检查后，我耐心地和患者及家属详细解释疼痛的原因，让他不必太过担心，告诉他疼痛过两天就会好转。患者和家属长长地松了一口气，表示感谢。

有的患者，心理极度脆弱，需要别人的关心和安慰。

那次，我下第一台手术打算去休息室吃饭。经过手术间走廊时，身后传来一个虚弱的声音："医生，不要走。"回头一看，是一位躺在病床上等待手术的患者，她以为我不再管她了。我赶紧往回走，站在她床前，微笑着对她说："您放心，我们不会走的。只是刚刚别的患者做了手术，手术室要打扫消毒，等打扫好就会给您做手术。"一句话，让患者紧张的心情得到缓解，她朝我绽放满意的微笑。

与患者沟通最多的，是手术后在换药室的换药时间。这时相对是比较轻松的，不必像在手术时那样聚精会神，不能有半点分心。换药的同时，也是我与患者聊"家常"与"交心"的"开心"时候。

在那个时候，我可以真正地进入患者的内心世界，了解他们的真实想法；在那个时候，我能真真切切地感受到，我们

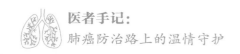
的关系不仅仅是医生和患者的关系，还是朋友关系；在那个时候，我才能更加体会到每个患者、每个家庭的不易。

患者愿意向我倾吐内心的感想感受，那我就做一个合格的听众。我专注地听他们说的每一句话，还会时不时问个问题。如果患者闷闷不乐，那我就给他们讲个笑话，或者聊他们喜欢的话题，开导安慰。在这样看似随意的聊天过程中，医生与患者建立起了信任感，彼此关系拉近了许多。

有一位陈大哥，才四十岁就被确诊为肺癌早期，我为他做了手术。他健谈、乐观，经常开玩笑要给我介绍对象。他说，他是一名私企老板，和我们一样每天都很忙，根本没有属于自己的时间。每天在外面应酬很多，整天吸烟饮酒，身体就这样慢慢垮掉了，得了肺癌并不意外。我就劝他："是呀，身体才是最重要的，没有健康的身体，其他一切都是浮云，你出院后可不能再这样了。"

男人，是不会轻易向别人吐露自己的心事的。陈大哥后来告诉我，他儿子是一名先天性心脏病患者，老婆有抑郁症。为了给孩子看病，为了养家，他不得不没日没夜地赚钱……他和我说，我就专心地听，让他尽情倾诉。虽然帮不上什么忙，但至少说出来，他的心里能舒服一点儿，这就已经足够。

这些，只是在我与患者相处的"大海"中，撷取了几朵微不足道的"小浪花"。我们医生，应该心怀悲悯地对待每一个患者。

记得在一本书上看到，一位医学前辈谈过的关于细节方面的问题。比如外科医生做完一台手术，切完了标本，一般会拿给患者家属看。切下来的标本气味并不好闻，看上去血淋淋的。医护人员对此已经习以为常，可是很多家属却觉得可怕和血腥，看到后，有的会不自觉地躲开，有的会捂着鼻子，有的甚至要晕倒。作为外科医生，应该站在对方的立场考虑问题。可以把标本洗干净再让家属看，然后告诉家属肿瘤所在的部位。这样，家属心里会感觉舒服一些。

还有，要让患者感受到尊严。医院是最没有隐私的地方，在手术室里，患者赤裸裸地躺在手术床上，他会有羞耻感，会觉得自己没有尊严。我们可以尽量给患者遮一下身体，这样他们或许会觉得好受许多。

无论患者还是医生，都是活生生的人，都有血有肉有感情，需要情感的支持和心理的慰藉。

与患者的日常相处中，要做到有人性的温度，多说温暖的话，多做温暖的事。或许，有些事对我们来说只是举手之劳，但在患者的世界里却像黑暗中的一束光。所以，用心对待每一个患者吧，尽自己所能给予。毕竟，我们能做的这些也仅限在

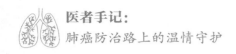
住院的时候。患者离开医院回了家，我们不会也不能一直跟在他们身边。

很多患者与家属觉得手术都做了，癌细胞也摘掉了，回到家中，烟照吸，酒照喝，夜还是在熬，甚至忘了医嘱，吃不该吃的东西，不按时服药，等等。这样的习惯，对病情的恢复没有半点好处。很多患者就是因为生活方面不注意，又癌症复发入院。

作为医生的我们看到这些，心里总觉得遗憾和惋惜，却也感到深深的无能为力。因为这些悲剧，本来是可以避免的。

俗话说"三分治，七分养"。患者的病情痊愈与否，与"养"有着很大的关系。患者和家属，切不可掉以轻心。

第六章

行医心声

解密医生这个职业

不少患者对医生这个职业充满羡慕，说这是受人尊敬的职业。其实，每个医生的背后，都经历了无数的努力。

与其他职业相比，医生的职业生涯是寂寞而"漫长"的。因为医学学科的特殊性及严谨性，不可能速成，要经过各种学习、培训和考核。

医学本科要比一般本科多一年，在五年本科阶段，内科、外科、儿科、妇科以及人体解剖等医学知识，都要学习。一本本厚厚的笔记，让我们从一个"医学小白"，迈进高深的医学殿堂。

五年本科过去，至少还要读三年硕士研究生。如果说本科阶段是广泛涉猎医学知识，那么硕士研究生阶段，就开始专注于一个小小的医学领域，这是一个从广到精的过程。这三年，我们除了学习相关专业知识，也走进医院，先是观摩手术，然后开始做一些普通的手术。

除了这八年时间之外，到了医院，还要经过三年的培训。即使是博士毕业的医生，也需经过三年培训才能合格。这三年，我们要将学到的知识应用到实践中，考核合格后方能上岗。

假如我们十八岁上大学，这十一年过去，就已经站在了而立的边缘。而这十一年的艰苦磨砺，仅仅是我们职业生涯的开始。放眼医学界，几乎每一位专家，都是在无数次接诊，无数台手术，无数次深造进修，无数次观摩之中炼成的，没有任何捷径可走。所以，医学专家很少是"年少有为"，大都是"大器晚成"。

医生的日常工作，是忙碌且紧张的。我们科室医生的日常是这样的：早上八点交班，然后开始查房。如果有手术排在第一台的话，早上七点半就必须赶到医院。查完房开完医嘱，马上就去做手术。如果安排了多台手术，这一整天几乎都待在手术室。有时顾不上吃午饭，就干脆和晚饭一起解决。科室医生实行轮流值班制，遇上科室比较忙的时候，往往是上了一天班后，吃过晚饭，要接着上晚班，一直上到第二天早上。如果第二天还安排有手术，那还得继续工作。

做手术时，需要聚精会神、一丝不苟，全身神经处于高度紧张的状态。当我们进行了术前严格消毒，穿上无菌手术衣，走进手术室，进入做手术状态时，别的一切都离我们远去。在手术室的无影灯下，我们眼前只有患者、伤口、手术刀、机器人……有时一连几台手术，几乎耗光全身精气，出了手术室，一旦放松下来，感觉半条命都没了。如果连续两天下来，下班后走到大街上，看着熙熙攘攘的人群，会有恍如隔世的感觉。

可以这么说，我们最好的时间，最好的状态，几乎都交给了手术。

我们很少像同龄人一样，组团去网吧打游戏、去酒吧蹦迪等。下了班，我们往往瘫倒在床上不想动，只想好好休息。这样单调而刻板的生活，仿佛与年龄格格不入。

医生的下班，往往也是象征性的。有时准备下班了，有手术，得加班；有患者或家属咨询问题，得耐心解答；有时在酣睡，突然电话响起，会一个激灵进入工作状态……

我们的手机二十四小时开机，如有紧急情况，就要马上赶往医院。看过一个小视频，身为医生的新娘在婚礼上被一个紧急电话叫去动手术。她二话没说，立马脱下嫁衣，奔赴她的"战场"。这样的情况虽然极少，但绝不夸张。对我们来说，铃声就是命令。无论是在和朋友小聚，还是在与家人团聚，抑或在与"周公"相会……患者和手术都是最重要的。因为只要我们稍一懈怠，一个本能经过抢救活下来的生命，就可能逝去。

医生这个群体，其实是充满"矛盾"的。我们有着健康意

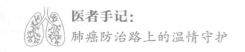
识，心里很明白什么对健康有利，什么对健康不利。我们整天叮嘱患者不要熬夜，不要有压力，生活要有规律，有时候却身不由己。基于特殊的工作性质，劳累、紧张、熬夜、加班、吃饭不准时、作息不规律等，不可避免。近年来，不断有医生猝死的消息。医生，竟然也成了高危职业之一。

看起来，是有点"吃亏"吧？但每一个医生，几乎都是这样一路走过来的。我之所以能够从容面对，从不抱怨，得益于父亲对我的教导。从小，父亲就告诉过我一句话——吃亏是福。

十岁那年，在上学的路上，我看到邻村一个小孩在欺负一个小伙伴。我好心上去劝架，却被邻村小孩的父母误以为，我们一起在欺负他家小孩，还跑到我家找我父母"算账"。当时，我在父亲面前流下了委屈的泪水。父亲知道事情的原委后，摸摸我的头说："孩子，你做得对。我知道你受了委屈，但是你心里知道善恶，还懂得吃亏是福，我为你感到骄傲。"

"明辨善恶，吃亏是福"这八个字，从那时起就深深刻在我心里，指引着我成长的方向。我从未因为付出而后悔过，也从未因吃亏而改变过。感谢我的父亲，他不仅给了我生命，给了我童年、少年时期的快乐时光，更教会了我做一个顶天立地的男子汉，让我拥有一颗充满爱的心。如果心中没有奉献精神，没有爱，是做不好医生这个职业的。

心中充满爱，在和患者日常相处中，就会多说温暖的话，多做温暖的事。尽自己所能，为患者着想。

我在换药时，通常会和患者聊聊天。这样，患者的注意力集中在聊天内容上，感觉不到什么疼痛。我呢，不经意间工作也完成了。

我还有个习惯，每次给出院患者换完药，都会习惯性给他们一卷胶布，除了叮嘱一些注意事项，胶布用法也会一同说明。这是因为，很多患者回家的路途遥远，长途奔波会使包扎伤口的纱布脱落下来以致伤口感染。给患者一卷新胶布，可以方便他们及时把纱布重新粘上，避免感染。

这卷新胶布对我们来说微不足道，但是对于患者来说却至关重要。

有时候，作为医生，分内的事要做，"分外"的事也要做。

医院一个病房的空调坏了，打电话通知电工，结果一小时过去还没过来。炎炎酷暑高温难耐，住院患者表现得特别烦躁。也是病急乱投医，实习护士小刘让我去看看能不能修。

对于怎么修空调，我心里半点底都没有。但为了给患者一点心理安慰，我就死马当活马医吧。见到我出现在病房，有患者调侃："现在的医生真不容易，不仅要会看病，还得会修理家电。"话音刚落，全病房的人都笑了。我也知趣地接话道：

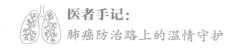
"是呀，现在不会修家电的医生都不是好医生。"说完又是一阵大笑，整个病房都沉浸在愉快的气氛当中——即使修不好，患者的暴躁之情也稍稍平复了。

说来也怪，我"随便"鼓捣了几下，按上电源的那一刻，空调竟奇迹般地工作了。期盼的凉爽的风，瞬时充满病房。

看，我只是举手之劳，对患者来说，却是一种极大的安慰。其实，用心和不用心，不光我们自己知道，患者也看得见。

那天，我在手术台上站了整整一天，下了手术台，晚饭都没来得及吃，就到门诊接诊新患者。接诊时，我的腿不由自主地发抖，我自己都没有察觉，却被一位细心的患者家属发现了。他搬了一把凳子过来，放到我的脚边，对我说："夏医生，你坐下来问吧。"

我被这突如其来的关心和温暖深深感动了。

说实话，在医院工作确实很累，几乎每天都有忙不完的事：写不完的病历、换不完的药、更有做不完的手术……朋友曾问过我这样一个问题："当医生这么辛苦，又很少有自己的时间，每天过着重复而又单调的生活，你究竟是如何坚持下来的呢？"

我是如何坚持下来的，除了真心热爱之外，别无答案。

我付出，我也得到。每台手术之后，那油然而生的成就感，是找不到词语来形容的；每一个忙碌又充实的日子，一点一滴的成长和进步，都在为自己事业的大厦添砖加瓦；看到患者带着疾病苦着脸来，微笑着带着信心出院，我心中为自己所从事的职业感到自豪；而来自患者的关心和温暖，更是对我的鼓励……

　　"路漫漫其修远兮，吾将上下而求索。"对于医生这个职业，我喜欢，我选择，我热爱。我也将在这条路上，一直不停地走下去。

护士，最美的花

在每家医院里，都活跃着"白衣天使"的身影。她们绽放着微笑，无微不至地照顾着患者。

护士这个职业，除了要有专业的护理知识，更要有不怕脏累苦的精神。有人统计过，护士一天的步数，要两万步起步。每天，她们除了打针分药外，还要为患者吸痰、翻身、拍背、换床单被褥等。

住院期间，患者有什么事，第一个念头就是按铃找护士。比起医生，护士和患者接触的时间更多也更长。患者入院，她们量血压、测体温等，记录各项生命体征。为患者抽血、打点滴、分药等，都是护士来做。当晚上的病房安静下来，人们进入梦乡时，晚班的护士会按时去病房巡视，密切关注患者的病情与动向……

护士与患者之间的感人故事，像天上的星星一样多，简直数不胜数。

一位七十多岁的肺癌晚期患者肿瘤全身转移，胸腔积液严重，伴有胸闷、呼吸困难等症状，食欲骤减，体重不到八十斤。医生开具医嘱说要抽血检查。负责抽血的护士接过患者布满针眼——这是以前打针留下的印记——的双手后，患者家属恳求护士："我父亲在县医院，每次打针都要扎好几次，血还要采很长时间，咱们能不能别让他这么受罪啊！"

为了减轻患者疼痛，这种难采血的患者皆由有经验的护士来操作。一般来说，对于消瘦的患者，采血时需在穿刺点上下各扎一根止血带，然后选择好血管进针、退针角度，妥善固定好针头抽血。但由于患者血运不好，采血速度实在太慢了。我们的护士果断将两根止血带松开，用力挤压抽血针眼的上下端，不一会，那根采血管就抽满了，患者与家属都极为满意。

"用最棒的技术缓解患者痛苦，用最好的态度服务每位患者"是护士工作真实的写照。她们在家里，是温柔的母亲，是孝顺的女儿，在医院里对待患者也如对待亲人一般，让患者在治疗的同时，能感受到家的温暖。

一位老年女性患者，十年前确诊肺癌后做了手术。因为同时患有冠心病、高血压和糖尿病等，十年来反复住院治疗，成了我们医院的"常客"。

患者最近一次入院，是因为多次反复发作急性心衰，血氧

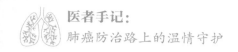

饱和度低，病情十分凶险。医生建议使用呼吸机，但家属强烈拒绝，这更增加了治疗的难度。医生一起讨论病情后调整了治疗方案，护士们也制定了相应的护理计划。

护士长与几位资历老的护士轮流守护，时刻关注患者生命体征和心电图等变化，每天坚持做好各项基础护理：口腔护理、翻身拍背、肢体功能锻炼，根据病情，在医生的监护下为患者擦浴更衣、洗头洗脸……

患者病情逐渐稳定，人也一天天精神起来。经过一个半月的治疗和护理，患者终于可以带药回家休养。她高兴得像个小孩，反复念叨着："咱们这里的年轻医生和护士就像我的亲孙子、孙女一样，我一定要拍个照留念，想念你们的时候我就看看照片。"

知道患者爱美，在出院的前一天，护士们帮她把头发洗得飘逸又柔顺，还给她换上漂亮的衣服，别上好看的发夹。医院里疼痛中伴随着温暖的记忆，在那一瞬间被定格成永恒。

世界上没有两片相同的树叶，我们的病房里，也没有两个相同的患者。他们来自不同的环境，从事着不同的职业，有着不同的个性与脾气……很多时候，我们会为患者实施"专属定制"的护理服务。

一位老大爷独自来住院，他的儿女在外地回不来，住院期间的吃饭都成了难题。护士们了解到大爷的情况后，纷纷化身成老大爷的"亲人"。年轻的小护士觉得大爷与自己爷爷年龄差不多，心生亲近之感。为了让大爷按时吃上热气腾腾的饭菜，她们颇有默契地"排了班"，不让大爷的一餐没有着落。有的在上班时为大爷买饭，有的在家休息时送来自己做的饭菜。大爷今天吃这家的，明天吃那家的，从来没有饿着的时候。他不禁感慨道："我几个姑娘儿子，在用得着的时候，一个也不在身边，还是多亏了你们啊！"

大爷见到别的患者都有家属陪同，只他自己孤单一人，有时不免感伤。护士们有空时便会去大爷床前，陪他聊几句家常，或者讲个笑话，把大爷心中的不快驱除得无影无踪。

大爷觉得，护士们为他做得已经够多了，有些事便不想再给她们添麻烦。天气降温，晚上有点冷，大爷只在被子上搭了自己的衣服，不愿再开口要被子。晚上巡视的护士发现了，被大爷的"不好意思"气笑了："大伯，您有事尽管讲！您要是冻着了，就是我们不好意思啦！"经过精心的治疗和护理，老大爷顺利出院。

有位听障患者因肺癌入院治疗，照顾他的，是他十六岁的外甥女。入院后，护士要与患者沟通一些注意事项。患者无法像正常人一样交流，又不识字，外甥女年龄太小也不懂。

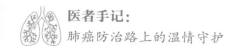

科室护士连夜突击学习简单的手语，但很快发现患者根本看不懂手语。

这可怎么办呢？她们开动了头脑风暴。有护士灵机一动，有了！患者不识字，咱就画！干脆，就把宣教的内容，用漫画画出来。

科里有护士喜欢画漫画，这下可派上了大用场。她连夜绘出几幅，用流泪和微笑的表情代表痛和不痛，用爬楼梯和吹气球告诉患者怎么做功能锻炼……把这通俗易懂的漫画给患者看时，他立马表示懂了。护士们相互击掌，高兴地欢呼。

这之后，我们的"漫画家"又利用休息时间，赶制了一批漫画。吃东西的漫画下写上"20：00"并打叉，表示晚上8点之后禁食；喝水的漫画下写"22：00"并打叉，表示晚上10点之后禁饮……为了形象地描述手术过程，她又画了心电监护、输液、氧气面罩、气管插管等系列漫画。

在患者住院的20余天里，她们都是用这种别开生面的方式沟通，取得了极佳的沟通效果。患者出院时，他与护士们一一握手，表示由衷的感谢。

其实不光听障人士，一些能正常交流的患者同样也存在沟通障碍。

一位六十八岁的男性患者长期卧床，不能经口进食，四肢不能抬离床面。由于病情危重行气管切开术，不能说话。此时，准确明白患者内心需求、缓解患者紧张焦虑的情绪显得很有必要。那么，是不是也可以通过漫画的方式来沟通呢？

护士们集中讨论，筛选出患者表达频率最高的内容，绘制成十三张卡片内容组成的患者需求图。比如，捂着胸口就表示"胸闷"，身体发抖和围着一床被子表示"冷了想盖被子"，插着管子在哭泣就表示"插管难受"……

患者只需通过点头或眨眼等示意，就可以实现双向沟通。如此一来护患沟通起来方便了许多，也因为漫画这个方式，让病房里多了一些趣味。

一位高龄患者，入院第一次肺功能检查结果为重度通气障碍。要想顺利动手术，必须提升肺功能。护士就每天指导患者进行吹气球、爬楼梯、腹式呼吸等训练。几天后，再次测试肺功能时，这位患者体能明显提升，达到了手术指征。

成功进行手术后，医护团队为这位高龄体弱的患者制定了术后康复训练计划，并每天监督他训练。患者咳嗽排痰时伤口疼痛，就不愿意排痰。护士们像对长辈一样，一声声甜甜地叫着"爷爷"，安慰并缓解他紧张焦虑的情绪，并利用刺激咽喉等方式帮助他咳嗽排痰。护士的精心护理，令患者很快康复。出院时，由患者口述，让儿子手写了感谢信，表达对"白衣天

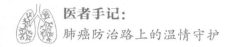
使"们的感谢。

　　一百多年前，南丁格尔创建了世界上第一所护士学校。如今，"白衣天使"们已经遍布世界各地。她们像最美的花朵，为患者带去微笑、希望与信心。让我们一起，向"白衣天使"们致敬！

公益，一直在路上

从大学开始，我就在业余时间做公益，向大众宣讲关于癌症的知识。读研究生的三年，我虽然学校、医院两头跑，一边上班一边学习，但还是见缝插针，没有停下公益的脚步。直到现在，我每天工作这么繁忙，依然还在网络平台上活跃着，走在公益的路上。包括写这本书的初衷，也是想让大家多了解一些关于肺癌的知识。

这本书的初稿，是在大学里完成的。外面的世界丰富多彩，充满着各种各样的诱惑，每当同学叫我出去玩，我有点动摇的时候，就会对自己说：出去玩的时间如果用来写书，可以早点把这本书写完。想到这，我就会婉拒同学的邀请，一个人静下心来，坐在电脑前一字字地敲着，直到把当天的任务完成才休息一会儿。这样一口气写好后，因为工作忙和各种各样的原因，出书的计划一直搁置。

直到 2024 年，我才把书稿拿出来重新修订，并找出版社

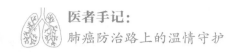
出版。这本书的稿费，我也打算全部捐出去，献给自己所热爱的公益事业，帮助肺癌患者。

那么，最初是什么原因，让我开始从事公益事业的呢？

外公在我15岁那年因肺癌去世，我悲痛不已。高考后，我选择了去医学院学习关于肺癌的知识。大学五年，研究生三年，我如饥似渴地学习。我想知道，那个带外公走的肺癌是什么，有没有打败它的办法。我更想知道，有多少人像我一样，面临着痛失亲人的悲剧。

做了几年公益后，我发现人们几乎不会去主动了解癌症，更不知如何预防癌症。只有自己或者身边的人身体出现问题时，才知道医学的重要性，到处乱投医，四处托关系问，逮到哪个稍微懂点医学知识的人，就像抓住救命稻草一样。

于是，我渐渐明白自己应该做点什么。如果有人想了解这方面的知识，又没有什么途径，我愿意用我自己的学识，尽力去帮助大家。比起被动询问，我要更主动一点，把这些知识送到大众视野中，让人们能够接触到。如果有更多人提前了解癌症，知道该如何早期预防和筛查，大家的健康就会多一份保障。我希望有一天，不会有更多的人像外公那样因肺癌离世，也能避免许多家庭因癌症变得不完整。

这，就是我做公益的初心。虽然想法很好，但做公益的过程，并不是一帆风顺的，其中发生了一些令人啼笑皆非的事。

做公益，向观众宣讲普及有关癌症的知识，就得有场地或渠道。一个周末，我想在人群聚集的广场举办一场公益活动。去看现场时才发现，场地不太可行。最终，我们想把地点定在广场附近的村庄里，于是和朋友冒着严寒来到朋友的房东黄哥家，希望作为本地人的他能为我们引荐一下村民委员会主任。经过一上午的"心理战"和各种证件查询后，黄哥最终决定当天下午带我去见见村民委员会主任。

在凛冽的寒风中"游荡"了两小时，我们终于来到了村中心——一栋三层小楼房。

寒暄过后，我微笑着对村民委员会主任说："你好，我是附近医科大学的研究生，专门研究肺部方面的疾病，我这次来到贵村，是想给村民们普及一些健康方面的知识，还有就是做一些免费的医学咨询……"

听我说完，村民委员会主任沉默了一会道："你这是做好事，我们本应该支持，但是我有一事不理解，这事又没什么利益可图，你为什么做？快说你是不是想赚钱？我知道你们的套路很深。"

在村民委员会主任眼里，我大约和去村里推销商品的人差不多。都说无利不起早，有这时间，在家吹着空调暖暖和

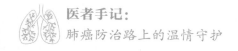
和的，不好吗？

我反复解释不是为了赚钱，村民委员会主任半点不相信："怎么可能呢？现在哪有这么傻的人，做好事不求回报的？"

最终，这次村庄之行，无功而返。

还有一次，一位做保险业务的朋友，打电话邀请我去他们公司讲课。说是当天他们公司开展部门庆祝活动，现场有好几百人。他已经和公司领导打好了招呼，让我上台去做个有关肺癌预防知识的公益讲座。

有机会上台普及肺癌的相关知识，帮助更多人了解癌症，这件事十分有意义。我放下手上其他事情，开始准备讲座用的幻灯片，做完后又开始演练，思考怎样讲才更有效果。一切准备就绪后，已经是凌晨一点。

第二天一大早，我准时到达会场。里面人山人海，舞台前挂着横幅，还架着多台摄像机。这么大的阵势，我心里有点紧张，时不时看看微信收藏里的幻灯片。然而，时间一分一秒过去，总经理讲完，优秀员工开始分享……快到中午十二点了，这下总该轮到我了吧。于是，我整理好心情，面带着微笑和自信，做好演讲准备。

戏剧性的一幕出现了，主持人竟然在台上宣布，本次大会到此结束。

我当时的心情，就像是精心打扮后去见最心爱的姑娘，可到了约会地点才发现对方根本不认识你，不认识你……

我发现，做公益真的很难很难。这项工作，任重而道远。人们对"癌症"这个字眼，心里有着一种天然的排斥，并不愿意听这样的话题。而且人与人之间，多的是审视，少的是信任。

我也曾去拜访一家事先联系好的培训机构负责人，希望他们外出培训时能够带上我，免费给大众做有关于肺癌预防知识的讲座。负责人想了想，最终还是拒绝了。他问了我一句话："我带上你，你做讲座，对我们来说，能有什么好处呢？"

还有的"挂羊头卖狗肉"，说是请我做公益，其实有自己的"小九九"。

那次我因身体原因动了个小手术，术后几天请假在宿舍休息。我做公益讲座时认识的一个朋友，打来电话说，他有个亲戚患了肺癌，想见见我，听听我的意见。我当时没多想，就打车过去了。

到了约定地点，我并没有看到所谓的肺癌患者，而他和另一个人，一直在和我聊一些药品。原来，他想让我把他们的产品推销给肺癌患者。为了表示"诚意"，那人还把一个装满现金的信封塞给我。见势不妙，我赶紧找个借口走了。

当然，这些挫折并没有击退我的决心。很多时候，我站

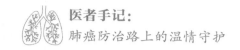
在舞台上，对着台下观众，宣讲关于肺癌的知识。这些观众里面，哪怕只有一个人在用心听，哪怕他只听到一点儿，他内心也会有预防的意识。这，就是好的开始。

最近几年，我意识到在这瞬息万变的时代，网络是一个更大的舞台。我开始在微博等公众平台注册账号，在网上普及医学小知识。后来有了视频平台，我也在上面开了视频号。好在，网络有推荐功能，它会把我推给需要的人。

许多人通过网络找到我，咨询关于肺癌的问题。我也因为网络，结识了许多志同道合的朋友。

从事公益事业的这些年，我遇到过无数次"诱惑"：让我推销药品给我回扣的药商，直接给金钱让我替他做事的私人老板……这些都被我婉拒了。他们说我上学上傻了，在为人处世上没有学会变通，这么好的机会都不会利用。但我明白，很多事情，看似是机会，其实是伪装成机会的陷阱。

作为一个医者，首要的是明辨是非。如果职业操守这块阵地失守了，医生这个称呼就变了质，我们又如何对得起患者？我更明白，自己坚持做公益事业的初心：不和任何利益挂钩，不去做违背自己良心的事，只为单纯地帮助别人。

只要坚持，再平凡的人都将创造不凡

做一件事能坚持几个月，靠的可能是兴趣和爱好；能坚持一年甚至几年，靠的可能是毅力；但是如果能坚持做一辈子，那么他靠的肯定是一份初心——一份内心深处最真、最纯的初心。

不止一个人问过我这样一个问题："是什么力量，让你一直坚持在自己平凡的岗位上，去帮助和影响别人？是什么力量，让你一直坚持着在繁忙的工作之余，站在舞台上，向大众普及健康知识？又是什么力量，让你在学业、工作繁忙之余，去写一部关于肺癌科普的书籍？"

是什么力量呢？我只是笑了笑，并没有做出任何回答。但我心里知道，能让我在这条路上走下去的理由只有一个——那就是不忘初心。

大学时，我选择了临床医学专业，跨进医科大学的大门。那时我就决定，我的一生，将奉献给这神圣的事业，将与疾病

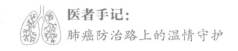
作斗争；当我第一次下临床，第一次穿上白大褂，我就知道，患者是我穷极一生需要去医治和帮助的对象。

大学五年加上研究生三年，在长达八年的时间里，我始终不敢忘记自己的初心和使命。在这日复一日看似枯燥的日子里，我如饥似渴地学习，啃厚厚的专业资料，学习国内外最新的医学知识，一丝不苟地做医学实验。

每当看书累了的时候，我就会想起医院里的患者们，他们在病床上忍受着疾病带来的痛苦。于是，我更加刻苦努力地学习知识，也乐在其中。每当因为上班太累，下班后不想去做公益演讲的时候，我就会想到：今天的付出，也许就能挽救一个人的生命，能挽救一个幸福的家庭。这样一想，全身的疲劳顿时消失无影……

其实不光是我，许多人在别人需要的时候，都会伸出援助之手。医院里无数个温暖的瞬间，也让我感到人间有爱。

一位老年男性患者，无儿无女，身边只有一个腿脚不便的老伴。肺癌手术几乎花光了他们一生的积蓄，因为没有儿女，手术后的日常护理都落在了这个年迈的老婆婆身上。同病房的患者是一个中年男子，做了肺大疱切除术，手术后由自己的妻子照顾。这两个患者是同一天来的医院，也是同一天做的手术，有时候他们开玩笑说因为缘分才"走到了一起"。

　　每天早上我们去查房，都能看到他们有说有笑，气氛十分和谐。在饭点去病房，还能看到两家人在一起吃饭，其乐融融。有一天在闲聊中，我问中年男子的妻子："每次去外面买饭您都会为老婆婆他们带上一份，你们以前就认识吗？还是说你们是亲戚？"

　　她笑着对我说道："夏医生，我们不是亲戚，以前也不认识。我们夫妻只是觉得他们很可怜，很不容易，无儿无女又得了这种病，能帮别人一把就尽量帮，再说这也不是什么大事，都是一些力所能及的事。"

　　这位柔弱的女子一番不经意的话，令我心中的敬佩之情油然而生。就像一首歌里唱的："只要人人都献出一点爱，世界将变成美好的人间。"而我，愿意做主动献出爱的那个人。

　　很多人觉得，我每天把时间安排得这么满，实在太累太辛苦了。母亲也曾心疼地劝我："儿呀，你每天上班这么忙，一个人在外面也没人照顾，平时能多休息就多休息，下班后别东奔西跑的，注意身体。"

　　在母亲眼中，什么也比不上孩子的健康重要，她怕我太累了。我说："妈，我平时上班确实很忙也很累，所以下班后我得放松放松一下呀！只不过，每个人放松的方式不一样。比如有的喜欢和朋友去逛街，有的喜欢去打球，有的喜欢和朋友一

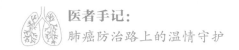
起饮酒、吃烧烤、唱歌……我的放松方式呢，就是去做演讲帮助别人，我喜欢并享受这种感觉。愉悦、快乐、轻松。"

我辛苦，我也快乐。我付出，我也得到。那种内心充盈的感觉，像三月温暖的风拂过我的脸庞，像母亲的慈爱溢满心田。而且，走在追寻自己梦想路上的我，又怎么会觉得累呢？

有人说，人世间最美好的东西莫过于青春与梦想。孩童时代，每个人都有过伟大的梦想，但是这些梦想，随着时间的推移慢慢被遗忘了。

我一直以来的梦想，就是尽自己最大的努力去帮助别人，用自己的专业知识去帮助患者。起初，我是一个人默默去做，从来"不敢"告诉家人和朋友，也生怕他们知道我在做这样的事情。

但是后来我发现，光靠我一个人的力量，能做的事情非常有限，能帮助到的人也非常有限。在手术台上，利用高超的手术技术救治患者固然重要，但就算一天整整二十四小时都在医院的手术台上，又能帮助多少个患者呢？

再者，我一直认为不管对于什么疾病，尤其是癌症，预防远远大于治疗。而预防知识恰恰是目前大众最容易忽视的，所以我想站在舞台上将这些知识、这些梦想演说出来，影响和帮助更多人。

为了提高自己的演讲水平，我在一家演讲培训机构报名学习，进行专业的口才表达训练。在那里我遇到很多有正能量的人，也学到这样一句话：演说梦想比拥有梦想更加重要，你只有将自己的梦想说出来，才会影响和帮助更多的人。

就这样，在家人和朋友的支持下，我慢慢走出自己的世界，走进大众的视野。渐渐地，越来越多人知道我的梦想，我也帮助了更多需要帮助的人。

现在，越来越多的朋友建议我去参加《我是演说家》节目。他们说，如果我真想影响和帮助更多的患者和家庭，这是最快的也是最好的办法。

的确是这样。经历了许多"毒打"后，我慢慢明白，做公益也需要付出相应的代价。如果自己什么也不是，说的话就缺少说服力，许多人根本不会觉得你是在做公益，甚至会觉得你是在浪费他们的时间。

忘了谁说过这样一句话：当你没有能力改变别人的时候，就先改变自己吧。只有让自己变得更加优秀，站的位置更高，才有能力去帮助更多的人。

从这个角度来讲，我确实想去参加《我是演说家》节目。我想站在舞台中央，让全中国甚至全世界的人都知道我有这样的梦想：我相信在未来的十年里，我一定能够攻克肺癌这一世界性的难题；我相信在未来的十年里，我一定不会再让肺癌轻易夺走一条条鲜活的生命；我相信在未来的十年里，我一定会让世界上其他国家都对中国的医学史发出惊叹之声。

在做公益讲座、普及医学知识的这些年里，我自己也学到了很多东西，也在快速成长：

我意识到，世界上最快乐的事情，不是赚了多少钱，也不是拥有多大的权利，而是帮助了多少人——回头想想，有多少需要帮助的人和家庭，在自己的努力下改变了命运呢？

我也意识到，遇事要学会释怀，更要学会换位思考。在公益演讲的路上，我遇到过许多困难，尤其面对各种风言风语。有不理解的，有说你装的，各种各样的都有。但是无论别人怎么说，我都保持着自己那份初心，发自内心地坚持走下去。

每个人都有自己的思维角度和处事方式，别人说什么并不重要。重要的是，我知道，我的使命是什么。

当我取得了一些成绩时，不止一个朋友羡慕我：夏医生，你起点高，职业好，平台好，所以你可以站在舞台上演讲，可以用自己的专业帮助别人。但我就不一样了，我只是一个打工的，学的东西也没你那么高大上，梦想也没有你那么崇高，我只想养活自己，养活家人。

其实，职业并没有高低贵贱之分。任何职业的人，都能通过自己的努力和正能量去帮助和影响别人。无论从事什么样的职业，也无论你现在处于什么样境地，只要肯伸出自己的爱心之手，我们平凡的人生，都将变得不平凡。

"但愿世间人无病，何惜架上药生尘。"这是许多许多年以前，一位中医老前辈的愿望，也是我的愿望。在未来，也会一如既往地尽自己的绵薄之力，在普及肺癌预防知识的公益道路上继续前行。希望通过自己的努力，能让人们做好预防，远离肺癌，远离"家破人亡"的惨剧。